LA NUEVA CURA BÍBLICA PARA LA PÉRDIDA DE PESO

DR. DON COLBERT

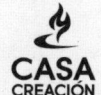

CASA CREACIÓN

La mayoría de los productos de Casa Creación están disponibles a un precio con descuento en cantidades de mayoreo para promociones de ventas, ofertas especiales, levantar fondos y atender necesidades educativas. Para más información, escriba a Casa Creación, 600 Rinehart Road, Lake Mary, Florida, 32746; o llame al teléfono (407) 333-7117 en Estados Unidos.

La nueva cura bíblica para la pérdida de peso por Dr. Don Colbert
Publicado por Casa Creación
Una compañía de Charisma Media
600 Rinehart Road
Lake Mary, Florida 32746
www.casacreacion.com

No se autoriza la reproducción de este libro ni de partes del mismo en forma alguna, ni tampoco que sea archivado en un sistema o transmitido de manera alguna ni por ningún medio—electrónico, mecánico, fotocopia, grabación u otro—sin permiso previo escrito de la casa editora, con excepción de lo previsto por las leyes de derechos de autor en los Estados Unidos de América.

A menos que se exprese lo contrario, el texto bíblico ha sido tomado de la versión Reina-Valera © 1960 © Sociedades Bíblicas en América Latina; © renovado 1988 Sociedades Bíblicas Unidas. Utilizado con permiso.

Traducido por: pica6.com (Salvador Eguiarte D.G.)
Director de diseño: Bill Johnson

Originally published in the U.S.A. under the title:
New Bible Cure for Weight Loss
Published by Charisma House, A Charisma Media Company,
Lake Mary, FL 32746 USA
Copyright © 2013
All rights reserved

Visite la página web del autor: www.drcolbert.com

Copyright © 2013 por Casa Creación
Todos los derechos reservados

Library of Congress Control Number: 2013942746
ISBN: 978-1-61638-765-5
E-book ISBN: 978-1-61638-785-3

Fragmentos de este libro fueron previamente publicados como *La cura bíblica para perder peso y ganar músculo* por Casa Creación, ISBN 978-0-88419-823-9, copyright © 2002; y *La dieta "Yo sí puedo" del Dr. Colbert* por Casa Creación, ISBN 978-1-61638-038-0, copyright © 2010.

Este libro contiene las opiniones e ideas de su autor. Es solamente para utilizarse con propósitos informativos y educativos y no se debe considerar como un sustituto del tratamiento médico profesional. La naturaleza de la condición de salud de su cuerpo es compleja y única. Por lo tanto, usted debería consultar a un profesional de la salud antes de comenzar cualquier nuevo programa de ejercicio, nutrición o suplementos alimenticios, o en caso de tener preguntas acerca de su salud. No cambie sus medicamentos actuales sin el consejo de su doctor. Ni el autor ni la editorial podrán ser señalados como responsables por cualquier pérdida o daño presuntamente provocados por cualquier información o sugerencia de este libro.

Las declaraciones de este libro sobre productos consumibles o alimentos no han sido evaluadas por la Administración de Medicamentos y Alimentos de los Estados Unidos de América (U.S. Food and Drug Administration, FDA). La editorial no es responsable por sus necesidades específicas de salud o alérgicas que quizá requieran supervisión médica. La editorial no es responsable por cualesquiera reacciones adversas al consumo de alimentos o productos que hayan sido sugeridos en este libro.

Aunque el autor hizo todo lo posible por proveer teléfonos y páginas de internet correctas al momento de la publicación de este libro, ni la editorial ni el autor se responsabilizan por errores o cambios que puedan surgir luego de haberse publicado.

Impreso en los Estados Unidos de América
13 14 15 16 17 * 5 4 3 2 1

CONTENIDO

INTRODUCCIÓN
¡USTED ES LA OBRA MAESTRA DE DIOS! 1
   Una epidemia de obesidad...2
   Una asesina mortal 2
   Poder para el éxito 3

1 ¿SABÍA QUÉ? COMPRENDA LA OBESIDAD 6
   ¿Por qué comemos tanto? 7
      Alimentación emocional 7
      Un estilo de vida sedentario 8
      Estrés excesivo 8
      Demasiada azúcar refinada y almidón 8
   Una advertencia acerca del trigo 10
   El azúcar y su cuerpo 10
   Más fácil de engordar que de adelgazar 11
   Atrapado en una trampa 12
   El poder del glucagón 13
   ¿Debería contar calorías? 14
   Introducción al índice glucémico 15
   La carga glucémica 16
   Tres tipos de azúcar 19
   Otros alimentos glucémicos 20
   La peor clase de grasa 20
   Otras medidas del manejo del peso 22
   Cómo clasificar su porcentaje de grasa corporal 24

2 EL FUNDAMENTO DE COMER SANAMENTE 27

Escoja los carbohidratos apropiados 27

La tortuga y la liebre 29

¿Es una liebre o una tortuga? 31

La verdad acerca de la grasa 36

3 EL PODER DE CAMBIAR A TRAVÉS DE LA DIETA Y LA NUTRICIÓN 40

La dieta mediterránea 41

La dieta antiinflamatoria: Lleve la dieta mediterránea al siguiente nivel 50

Tome un refrigerio adecuado 59

Refrigerio de la mañana o la tarde 60

Refrigerios vespertinos 61

Acelere su pérdida de peso 62

No se rinda 65

4 CONSEJOS PARA SALIR A COMER 67

Restaurantes de comida de especialidad 69

Restaurantes de comida rápida 69

Restaurantes italianos 70

Restaurantes mexicanos 71

Restaurantes asiáticos 71

Restaurantes de comida india 72

Restaurantes estilo familiar 72

Una palabra final 73

5 EL PODER PARA CAMBIAR A TRAVÉS DE LA ACTIVIDAD 75

Muévase 76

Nivel de intensidad recomendada 79

Músculos y metabolismo 80

Los beneficios del ejercicio anaeróbico 80

Supervísese 84

La importancia del sueño 84

Si llega a una meseta 84

Sea un buen mayordomo del regalo que es su cuerpo 85

6 LOS SUPLEMENTOS QUE APOYAN LA PÉRDIDA DE PESO 87

¿Qué es lo que su cuerpo está tratando de decirle? 88

Sustancias naturales para usted 89

Vitaminas y minerales 89

Agentes termogénicos (que queman grasa) 90

Apoyo tiroideo 92

Supresores de apetito 92

Suplementos para incrementar la saciedad 94

Suplementos para incrementar la producción de energía 95

Otros suplementos comunes para ayudarlo con la pérdida de peso 96

No existe la bala mágica 98

Una elección de manera de vivir 100

7 EL PODER PARA CAMBIAR A TRAVÉS DE LA FE EN DIOS 102

¿Se siente culpable por los antojos? 103

El estrés lo puede hacer engordar 104

Una mirada más de cerca 104

El poder de la Escritura 104

El Consolador ha llegado 105

El pan de vida 106

UNA NOTA PERSONAL de Don Colbert 108

APÉNDICE A
LAS REGLAS SENCILLAS DE LA CURA BÍBLICA PARA ADELGAZAR 109

APÉNDICE B
RECURSOS PARA ADELGAZAR 112

NOTAS 114

Introducción

¡USTED ES LA OBRA MAESTRA DE DIOS!

Antes de que el dedo de Dios tocara los océanos con su inimaginable poder creativo, Dios lo contempló a usted en su corazón. Lo vio a usted y todo lo que podría ser un día a través del poder de su gracia sobrenatural.

Usted es la obra maestra de Dios, diseñada según un plan eterno tan asombroso que va más allá de su capacidad de comprensión. ¿Alguna vez se ha preguntado qué fue lo que Él tuvo en mente cuando lo creó a usted? ¿Cuál fue la perfección de propósito y el plan que ideó?

Ahora cierre sus ojos y véase a usted mismo. Por un momento usted no tiene ataduras, imperfecciones o limitaciones. Su cuerpo es tan esbelto y saludable como puede llegar a ser. ¿Cómo se ve? ¿Es esa la persona que Dios tenía en mente?

Si usted ha luchado con la obesidad toda su vida, quizá ni siquiera se pueda imaginar a sí mismo libre de la atadura de la grasa indeseable. Pero Dios sí puede. ¿No cree que si Dios es lo suficientemente poderoso para crearlo a usted y al universo entero que usted ve a su alrededor, también es capaz de ayudarlo a vencer todas sus ataduras personales? ¡Por supuesto que sí!

De eso es de lo que se trata esta nueva cura bíblica. Es un plan de principios divinos, sabiduría y consejos de la Escritura para ayudarlo a ser libre de un estilo de vida poco saludable y un estado de salud futuro enfermo ¡para darle la libertad y el gozo de ser una persona más saludable, en mejor condición física y más atractiva!

Una epidemia de obesidad

Si usted tiene un problema de peso, no está solo. Los términos *sobrepeso* y *obeso* se definen utilizando el índice de masa corporal (IMC), el cual evalúa el peso de una persona con relación a su estatura. Diferentes organizaciones de salud, incluyendo a los Centros para el Control y Prevención de Enfermedades (CDC, por sus siglas en inglés) y los Institutos Nacionales de Salud (NIH, por sus siglas en inglés) definen a un adulto con sobrepeso como teniendo un IMC entre 25 y 29,9, mientras que un adulto obeso es cualquiera que tenga un IMC de 30 o mayor.[1]

En los últimos años, Estados Unidos ha experimentado un aumento alarmante en obesidad. Dos tercios de los adultos estadounidenses tienen sobrepeso o son obesos, y 30% de los niños de once años o menores tienen sobrepeso.[2] Esto debería preocupar a todos, particularmente a los de nosotros que profesamos a Jesús como nuestro Salvador y Señor. Dios reveló su voluntad divina para cada uno de nosotros a través del apóstol Juan quien escribió: "Amado, yo deseo que tú seas prosperado en todas las cosas, y que tengas salud, así como prospera tu alma" (3 Juan 1:2). Con la obesidad casi en proporciones epidémicas, con toda seguridad nos estamos perdiendo de lo mejor de Dios.

Una asesina mortal

Las investigaciones nos dicen que en los Estados Unidos se estima que hay 300 000 muertes al año atribuidas a la obesidad.[3] La obesidad también viene con un precio abultado (juego de palabras intencional). Las personas consideradas obesas gastan $1 429 dólares más (42% más) en costos por el cuidado de la salud que los individuos con peso normal.[4] Y tan impactante como todo esto suena, no hay cantidad de dinero que pueda hacerle justicia al verdadero daño realizado. Tener sobrepeso o ser obeso incrementa su riesgo de desarrollar treinta y cinco enfermedades importantes, particularmente diabetes tipo 2, enfermedades cardiacas, derrame cerebral, artritis, hipertensión, reflujo ácido, apnea del sueño, enfermedad de Alzheimer, infertilidad, disfunción eréctil y enfermedades de la vesícula biliar; además de una docena de formas de cáncer.

Además de las implicaciones físicas, la obesidad conlleva un impacto social y psicológico. Los individuos obesos generalmente luchan con más rechazo y prejuicio. A menudo no son considerados para promociones en el trabajo o ni siquiera son contratados a causa de su apariencia física. La mayoría de las personas obesas batallan diariamente con problemas de valor propio e imagen propia. Se sienten poco atractivos y poco apreciados y se encuentran en un riesgo mayor de depresión. Muchos de nosotros hemos visto la humillación que experimenta la persona obesa tratando de apretujarse en el asiento de un avión, estadio o automóvil que es demasiado pequeño para ella. Posiblemente usted sea esa persona. Si es así, usted sabe la manera en que la obesidad puede afectar la forma en que los demás lo tratan y cómo se trata a usted mismo.

Poder para el éxito

En lugar de buscar el siguiente medicamento nuevo y mejorado para manejar alguna enfermedad relacionada con la obesidad que usted padezca, necesitamos llegar a la raíz del problema, el cual es nuestra dieta, estilo de vida y talla de cintura. La dieta estadounidense estándar está llena de carbohidratos vacíos, azúcares, grasas, proteínas y calorías excesivas, y es baja en contenido nutritivo. En combinación con nuestra dieta tan pobre existe una carencia de actividad física y estrés excesivo que suele elevar los niveles de cortisol. A causa de este incremento de cortisol, muchos están desarrollando grasa abdominal tóxica, lo cual incrementa el riesgo de incurrir en una multitud de otras enfermedades, entre ellas diabetes.

Esta sencilla nueva cura bíblica le brinda todo lo que necesita para su salud y para adelgazar con éxito con el fin de ayudarlo a convertirse en la persona que usted vio o se imaginó cuando cerró los ojos. Con un entendimiento fresco, la nutrición apropiada, ejercicio y suplementos usted puede encontrar todos los elementos físicos que necesita para un cambio radical. Mezclados con el poder de Dios que se encuentra en la oración y la Escritura, usted descubrirá una fuerza para el éxito que está más allá de su propia capacidad.

Originalmente publicado como *La cura bíblica para perder peso y ganar músculo* en 2002, *La nueva cura bíblica para la pérdida de peso* ha sido revisado y actualizado con las últimas investigaciones médicas sobre maneras de reducir la talla de su cintura, controlar su peso y deshacerse de la tóxica grasa corporal que lleva a tantas enfermedades. Si usted lo compara lado a lado con la edición previa, verá que también es más grande, permitiéndome expandir grandemente la información brindada en la edición previa y ofrecerle una comprensión más profunda de lo que usted enfrenta y cómo vencerlo.

Las que permanecen sin cambio de la edición previa son las Escrituras eternas, sanadoras y transformadoras de vida a lo largo de este libro que fortalecerán y alentarán su espíritu y su alma. Los principios, verdades y lineamientos probados en estos pasajes anclan las perspectivas prácticas y médicas que este libro también contiene. Los versículos enfocarán de manera efectiva sus oraciones, sus pensamientos y sus acciones de modo que pueda entrar en el plan de salud divina de Dios; un plan que incluye la victoria sobre la obesidad.

Otro cambio desde que se publicó el original, *La cura bíblica para perder peso y ganar músculo*, es que he publicado dos libros importantes sobre adelgazar: *La dieta para reducir su cintura rápidamente* y *La dieta "Yo sí puedo" de Dr. Colbert*. Lo aliento a leer estos libros, porque ahondan a mayor profundidad en los cambios que lo facultarán para adelgazar y mantenerse delgado. También le recomiendo mi libro *Los siete pilares de la salud* porque los principios que contiene son el fundamento para una vida saludable que afectará todas las áreas de su vida. Pone el escenario para todo lo que lea en cualquier otro libro que yo haya publicado; incluyendo este.

Le pido a Dios que estas sugerencias espirituales y prácticas para la salud, la nutrición y la condición física traigan restauración total a su vida, incrementen su entendimiento espiritual y fortalezcan su capacidad de adorar y servir a Dios.

Hay mucho que usted puede hacer para cambiar el curso de su salud. A medida que usted aprenda sobre la obesidad, entienda sus causas y tome los pasos positivos detallados en este pequeño libro, usted derrotará la obesidad en su vida y descubrirá la vida abundante prometida por Jesús cuando dijo: "Yo he venido para que tengan vida, y para que la tengan en abundancia" (Juan 10:10).

Ahora es el momento de correr a la batalla con una confianza fresca, determinación renovada y el maravilloso conocimiento de que Dios es real, está vivo y es más poderoso que cualquier enfermedad o malestar. Es mi oración que mis sugerencias y lineamientos lo ayuden a mejorar su salud, hábitos de nutrición y prácticas de condicionamiento físico. Esta combinación traerá restauración total a su vida. Le pido a Dios que lo lleven a profundizar en su comunión con Dios y a fortalecer su capacidad de adorarlo y servirlo.

—Dr. Don Colbert

Una oración de **LA CURA BÍBLICA** para usted

Le pido a Dios que lo llene de esperanza, aliento y sabiduría a medida que lee este libro. Que le dé la fuerza de voluntad para tomar decisiones saludables acerca de su nutrición, ejercicio y estilo de vida. Que Dios fortalezca su determinación de mantener un peso saludable y no sobrecargar su cuerpo con peso excesivo. Le pido a Dios que viva una larga y próspera vida viviendo en salud divina de modo que pueda cumplir su propósito y servir al Señor. Amén.

Capítulo 1

¿SABÍA QUÉ? COMPRENDA LA OBESIDAD

La Biblia nos instruye a que seamos sabios en nuestros hábitos de alimentación: "Si, pues, coméis o bebéis, o hacéis otra cosa, hacedlo todo para la gloria de Dios" (1 Corintios 10:31). La manera en que usted coma, beba y cuide el cuerpo que Dios le dio puede traerle gloria por este maravilloso regalo.

Existe la posibilidad de que si usted está luchando con la obesidad, haya estado librando una guerra contra ella toda su vida. Para este momento, ya se ha dado cuenta de que necesita más que un buen programa de dieta. Necesita el poder de llevarlo a cabo. Necesita la fuerza que se requiere para cambiar toda una vida de hábitos alimenticios pobres y la disciplina de permanecer en ello. El camino que traza esta cura bíblica a la restauración completa no solamente ofrece la información necesaria para un cuerpo más saludable y esbelto, sino que también brinda una nueva perspectiva hacia una fuente interminable de poder para asegurar el éxito. Deje de limitarse a su propia fuerza. La Biblia revela una mejor manera:

> Todo lo puedo en Cristo que me fortalece.
> —Filipenses 4:13

Obtener nuevo poder en su batalla contra la obesidad debe comenzar con obtener un entendimiento fresco de las causas de la obesidad.

¿Por qué comemos tanto?

Tener sobrepeso tiene muchas causas. Algunas son biológicas. Quizá esté predispuesto a la obesidad a través de la genética y el metabolismo de su cuerpo. Algunas de las causas son psicológicas.

Alimentación emocional

Usted posiblemente tenga una dependencia emocional de la comida para consolarse durante momentos de estrés, crisis, ansiedad, soledad y una multitud de otras emociones. Si comer de más tiene un componente emocional en su vida, usted probablemente creció escuchando declaraciones como las siguiente:

- "Cómete algo; te va a hacer sentir mejor".
- "Cómete todo, o no te podrás levantar de la mesa".
- "Si te portas bien, te toca postre".
- "Si no te lo comes todo, vas a ser descortés con tu anfitrión o anfitriona".
- "Si dejas de llorar, te doy helado".

> Por la misericordia de Jehová no hemos sido consumidos, porque nunca decayeron sus misericordias. Nuevas son cada mañana; grande es tu fidelidad.
> —Lamentaciones 3:22–23

La lista de motivaciones poco saludables de la niñez puede ser interminable. Pero sin importar si la causa de su problema de peso es genética o psicológica, usted no está atado a su pasado. Hoy es un nuevo día, lleno de la esperanza fresca de una manera de pensar y vivir completamente nueva. Comience considerando qué factores de su estilo de vida posiblemente estén contribuyendo con su situación.

Un estilo de vida sedentario

Otra causa para la obesidad es el estilo de vida cada vez más sedentario de nuestra sociedad. En una cultura agraria o industrial el trabajo duro le da a la gente bastante ejercicio que hacer durante el día. En nuestra cultura corporativa y tecnológica nos sentamos más a escritorios y reuniones. ¿Y usted? El problema no solamente afecta a los adultos. Demasiados niños ya no juegan deportes ni participan en actividades al aire libre. En lugar de ello quedan fascinados por los juegos de video, los teléfonos inteligentes, los mensajes de texto, las redes sociales, los medios en línea, la TV y las películas. En combinación con su comida rápida favorita, reducir el ejercicio al toque de un dedo sobre el control remoto vaticina un incremento de peso siempre creciente.

Estrés excesivo

El estrés excesivo bajo el que la mayoría de los adultos y muchos niños se encuentran también contribuye con nuestras cinturas en expansión. El estrés incrementa los niveles de cortisol. Como resultado, muchos están desarrollando grasa abdominal tóxica, con lo que se incrementa el riesgo de incurrir en diabetes y otras enfermedades. El estrés a largo plazo termina por agotar las hormonas del estrés así como los neurotransmisores. Esto a menudo ayuda a desatar apetitos voraces, además de adicciones al azúcar y a los carbohidratos. Es como un vórtice de pesadilla, cada mal hábito colabora para atrapar a las víctimas en una espiral descendente hacia la mala salud y la enfermedad.

Demasiada azúcar refinada y almidón

Creo que una de las razones más importantes para nuestra epidemia de obesidad es nuestra alta ingesta de azúcares y almidones. La dieta estadounidense estándar está llena de carbohidratos vacíos, azúcares, grasas, proteínas y calorías excesivas, y es baja en contenido nutritivo. Esta dieta literalmente hace que perdamos nutrientes como el cromo, que es crítico para regular los niveles de glucosa en nuestra sangre.

La persona promedio consume 130 libras (58,97 kg) de azúcar refinada al año.[1] Estos azúcares algunas veces vienen escondidos en alimentos que pensamos son buenos para nosotros. Échele un vistazo a la manera en que se elabora la mayoría de nuestro pan. Primero la cascarilla externa del grano de trigo es removida. Este es el salvado o la porción de fibra del grano. Entonces se remueve el germen de trigo; el germen contiene las grasas esenciales y la vitamina E. Estas son removidas para afectar la caducidad del pan. Lo que queda es el endospermo, que es el almidón del grano. Luego es molido en un polvo sumamente fino. No obstante, el grano en polvo no es blanco, así que es luego blanqueado con un agente blanqueador.

Siendo que tanto el salvado como el germen de trigo ya no están presentes, después del proceso de blanqueado quedan muy pocas vitaminas. Por lo tanto, se le vuelven a añadir vitaminas elaboradas por el hombre, junto con azúcar, sal, grasas parcialmente hidrogenadas y preservadores. El pan blanco genera mucha constipación porque no contiene fibra. Además, como es altamente procesado, al consumirse es descompuesto rápidamente en azúcares, y esto entonces genera que se secreten altas cantidades de insulina, poniendo mucha presión sobre el páncreas y programando a nuestro cuerpo para almacenar grasa.

Creo que el incremento en el consumo de pan blanco, azúcar, cereales procesados y pasta es principalmente responsable de nuestra epidemia de diabetes, colesterol alto, enfermedades cardiacas y la obesidad. En siglos pasados, estos panes y azúcares refinados eran dados principalmente a las familias extremadamente ricas y que pertenecían a la realeza. Por eso es que muchos de los adinerados de esa época eran obesos y sufrían de diabetes y gota.

Una advertencia acerca del trigo

El problema con los panes, pastas, cereales y otros almidones quizá no se limite al proceso de refinamiento al que son sometidos. El trigo mismo puede ser el verdadero culpable. El reconocido cardiólogo Dr. William Davis, cree que los alimentos elaborados con trigo o que lo contienen son la razón principal por la que los estadounidenses están gordos y sufren de diabetes. Las cepas modernas de trigo han sido producidas por hibridación, cruza de razas y alteradas genéticamente con el fin de incrementar la producción de los cultivos.[2] Como resultado: las cepas modernas de trigo contienen una cantidad más alta de genes para proteínas de gluten que han sido asociadas con la enfermedad celíaca.[3] El trigo moderno también contiene un almidón llamado amilopectina A que eleva los niveles de azúcar en sangre más que virtualmente cualquier otro carbohidrato.[4]

Además, el trigo es un estimulante del apetito, que hace que usted quiera más y más comida.[5] También es considerado adictivo. Aproximadamente 30% de todas las personas que dejan de comer productos de trigo experimentan síntomas de abstinencia como fatiga extrema, mente nublada, irritabilidad, incapacidad de funcionar en el trabajo y depresión.[6] La naturaleza adictiva del trigo, aunada al hecho de que dispara niveles exagerados de azúcar en sangre y respuestas de insulina, prepara a su cuerpo para acumular peso.

El azúcar y su cuerpo

Mucha gente cree que comer grasa hará que engorde. Es de hecho la manera en que su cuerpo almacena grasa lo que lo hace engordar. El consumo excesivo de carbohidratos y azúcares estimula la producción de insulina de su cuerpo, que es la hormona de almacenamiento de grasa de su cuerpo. La insulina reduce los niveles de azúcar en sangre cuando están demasiado altos. No obstante, los niveles elevados de insulina también hacen que el cuerpo almacene grasa.

Por ejemplo, cuando usted come alimentos que son altos en carbohidratos como panes, pasta, papas, maíz y arroz, los carbohidratos son transformados en glucosa que es absorbida en el torrente sanguíneo. Si los niveles de insulina son elevados, es mucho más probable que los carbohidratos sean convertidos en grasa por el hígado y luego almacenada en células grasas.

MÁS FÁCIL DE ENGORDAR QUE DE ADELGAZAR

Si usted consume mucho almidón y azúcar de manera frecuente, sus niveles de insulina permanecen altos. Si los niveles de insulina permanecen altos, su grasa es entonces, hablando de manera figurada, encerrada en sus células grasas. Esto hace que sea sumamente fácil engordar y extremadamente difícil adelgazar. Los niveles elevados de insulina usualmente evitan que el cuerpo queme la grasa corporal almacenada para obtener energía. La mayoría de los pacientes obesos no pueden zafarse de este círculo vicioso porque durante el día constantemente se les antojan alimentos con almidón y azúcar, lo cual mantiene los niveles de insulina elevados y evita que el cuerpo queme esas grasas almacenadas.

> Respóndeme, Jehová, porque benigna es tu misericordia; mírame conforme a la multitud de tus piedades. No escondas de tu siervo tu rostro, porque estoy angustiado; apresúrate, óyeme.
> —SALMOS 69:16–17

La persona promedio puede almacenar alrededor de 300 a 400 gramos (10,58 a 14,11 oz.) de carbohidratos en los músculos y alrededor de 90 gramos (3,17 oz.) en el hígado. Los carbohidratos almacenados de hecho son una forma de glucosa almacenada llamada glucógeno. No obstante, una vez que los almacenes corporales se llenan en el hígado y los músculos, cualquier exceso de carbohidratos es entonces convertido en grasa y almacenado en los tejidos grasos. Cuando uno se salta una comida o pasa entre cuatro o cinco horas sin comer, el nivel de azúcar en sangre suele disminuir, desatando un apetito voraz.

El ejercicio probablemente no le ayude si no come bien. Si usted come carbohidratos refinados a lo largo del día, una gran parte de los carbohidratos sobrantes serán convertidos en grasa. Los altos niveles de insulina también hacen que sea más difícil para el cuerpo soltar una cantidad significativa de su grasa almacenada. Por lo tanto, usted puede ejercitarse durante horas en el gimnasio sin perder grasa porque está consumiendo altas cantidades de carbohidratos y azúcar a lo largo del día. Su cuerpo tenderá a almacenar cualquier exceso de carbohidratos como grasa y dificultará soltar la grasa que ya tenga almacenada.

Para empeorar las cosas todavía más, cuando usted consume azúcar o almidones con frecuencia, especialmente pastel, dulces, galletas, jugos de fruta, helado o harina blanca procesada, usted puede desarrollar azúcar baja en sangre solamente unas horas después de haber comido y soltar un apetito voraz por más azúcar y almidón. Esto eleva sus niveles de azúcar en sangre y sus niveles de insulina, programándolo para almacenar más grasa y evitar que queme grasa almacenada cuando se ejercita. Cuán frustrante puede ser esto para el paciente desinformado. Los síntomas de bajos niveles de azúcar en sangre incluyen desorientación, tembladera, irritabilidad, fatiga extrema, dolor de cabeza, sudoración, corazón acelerado, hambre extrema o un antojo extremo de algo dulce o alto en carbohidratos.

ATRAPADO EN UNA TRAMPA

Esto genera un círculo vicioso. Si no come algo dulce o alto en carbohidratos cada tantas horas, es probable que desarrolle síntomas de hipoglucemia (baja azúcar en sangre). Este es un punto sumamente importante. Usted puede voltear está situación por completo con mucha facilidad tomando un paso sumamente sencillo: *reduzca el número de veces al día en que consume azúcar y almidones.*

Al evitar los dulces, almidones, botanas, comida chatarra o alimentos altos en carbohidratos, usted puede reducir sus niveles de insulina y apagar el gatillo principal que le está diciendo al cuerpo que almacene grasa y que evita que el cuerpo deje ir la grasa.

Cuando el cerebro no recibe suficiente glucosa, usted empieza con los antojos. El cerebro requiere un abastecimiento constante de glucosa. Cuando se secreta demasiada insulina, como cuando consume un refrigerio que es alto en azúcar (p. ej. una dona, una gaseosa o galletas), el páncreas entonces responde secretando suficiente insulina para disminuir el azúcar. A menudo se secreta demasiada insulina, lo cual reduce demasiado el azúcar. Como el cerebro no está recibiendo la glucosa que requiere, el bajo nivel de azúcar en sangre genera antojos de azúcar y carbohidratos, hambre extrema, cambios de humor, fatiga y problemas para concentrarse. El cerebro suelta diferentes hormonas para incrementar el apetito. Estas señales hacen que el individuo busque su "dosis" de azúcar o almidón con el fin de elevar el azúcar en sangre lo más rápido posible, lo cual entonces será capaz de suplirle al cerebro la cantidad adecuada de glucosa.

EL PODER DEL GLUCAGÓN

El glucagón es una hormona que funciona en completa oposición a la insulina. La insulina es una hormona que almacena grasa, mientras que el glucagón es una hormona que suelta grasa. En otras palabras, el glucagón de hecho faculta al cuerpo para liberar grasa corporal almacenada en los tejidos grasos y permite que los tejidos musculares quemen su grasa como la fuente de combustible preferida en lugar del azúcar en sangre.

¿Cómo puede soltar esta poderosa sustancia en su cuerpo? Es fácil. La liberación de glucagón es estimulada a través de comer la cantidad correcta de proteína en una comida junto con el equilibrio adecuado de grasas y carbohidratos. Veremos esto a mayor detalle más adelante.

> Mi carne y mi corazón desfallecen; mas la roca de mi corazón y mi porción es Dios para siempre.
> —SALMOS 73:26

Cuando los niveles de insulina son altos en el cuerpo, el nivel de glucagón es bajo. Cuando el glucagón es alto, entonces la insulina es baja. Cuando usted come mucha azúcar y almidón, se elevan los niveles de insulina y desciende su glucagón, por lo tanto, se evita que se libere la grasa para ser usada como combustible. Al simplemente estabilizar el nivel de azúcar en sangre y reducir sus niveles de insulina, usted puede mantener sus niveles de glucagón elevados, lo cual faculta a su cuerpo para quemar la grasa adicional. Por lo tanto, ¡usted comenzará a hacer realidad ser más energético y esbelto! Comer la proteína primero ayuda a incrementar los niveles de glucagón, o puede comer una ensalada con pollo rebanado, pavo o pescado.

¿DEBERÍA CONTAR CALORÍAS?

Muchas personas todavía dicen: "¿Por qué no contar calorías? Una caloría es una caloría". La mayoría de la gente cree que como la grasa tiene 9 calorías por gramo y los carbohidratos tienen solamente 4 calorías por gramo, entonces comer un gramo de grasa engorda mucho más que comer un gramo de carbohidratos. Pero los efectos hormonales de la grasa no son ni remotamente tan dramáticos como los efectos hormonales de los carbohidratos y los azúcares.

Las grasas no elevan los niveles de insulina, que es lo que programa al cuerpo a almacenar grasa. No obstante, los azúcares y los almidones dispararán secreciones dramáticas de insulina, que es la hormona de almacenamiento de grasa más poderosa. Así que no cuente calorías. Más bien, esté al tanto de cómo funciona su cuerpo. Tenga en mente los poderosos efectos hormonales que los azúcares y los almidones tienen tanto en la insulina, la hormona que almacena grasa, como en el glucagón, la hormona que libera grasa.

La Biblia dice: "Porque en vano se tenderá la red ante los ojos de toda ave" (Proverbios 1:17). Eso significa que no puede capturar una presa si ella entiende lo que está sucediendo. Al comprender esta poderosa verdad sobre cómo funciona realmente su cuerpo, usted puede evitar la trampa de los altos niveles de azúcar en sangre, de los altos niveles de insulina, de padecer sobrepeso u obesidad, e incluso diabetes. ¡Ahora que lo sabe, el poder está en sus manos!

INTRODUCCIÓN AL ÍNDICE GLUCÉMICO

El índice glucémico fue creado a principios de la década de 1980 para rastrear qué tan rápido se disparaban los niveles de insulina en las personas después de haber consumido carbohidratos. Al estudiar a individuos con diabetes tipo 2, los investigadores encontraron que ciertos carbohidratos incrementaban los niveles de azúcar en sangre y los niveles de insulina, mientras que otros carbohidratos no.

Le hicieron pruebas a cientos de alimentos diferentes para determinar el valor de su índice glucémico. Como sus métodos y descubrimientos han probado ser tan confiables, son el estándar por medio del cuál medimos el procesamiento interno de los alimentos.

El índice glucémico le asigna un valor numérico a lo rápidamente que el nivel de azúcar en sangre se eleva después de consumir un alimento que contiene carbohidratos. Los azúcares y los carbohidratos que son digeridos rápidamente como el pan blanco, el arroz blanco y el puré de papa (papas instantáneas) rápidamente incrementan el nivel de azúcar en sangre. Esos son alimentos altamente glucémicos y tienen un índice glucémico de 70 o mayor. Por otro lado, si los alimentos que contienen carbohidratos son digeridos lentamente y, por lo tanto, liberan azúcares gradualmente en el torrente sanguíneo, tienen un valor de índice glucémico de 55 o menor. Estos alimentos incluyen a la mayoría de las verduras y frutas, judías (frijoles o porotos), guisantes, lentejas, camotes y similares.

Como estos alimentos hacen que el nivel de azúcar en la sangre se eleve más lentamente, los niveles de azúcar en la sangre se estabilizan por un periodo más largo. Los alimentos con bajos niveles glucémicos también producen que sean soltadas las hormonas de la saciedad en el intestino delgado, lo cual lo satisface por periodos más largos.

Un hecho de salud de LA CURA BÍBLICA
Regla general: El índice glucémico

Alimentos con bajo índice glucémico: 55 o menos.
Alimentos con índice glucémico medio: 56 a 69.
Alimentos con alto índice glucémico: 70 o más.

En realidad, el índice glucémico no es nada sofisticado. Uno de los factores más importantes que pueden determinar el valor del índice glucémico de un alimento es hasta qué grado ha sido procesado un alimento. Hablando en general, entre más se procesa un alimento, mayor es su índice glucémico; entre más natural sea el alimento, más bajo es el valor.

LA CARGA GLUCÉMICA

Casi veinte años después de que fuera creado el índice glucémico, investigadores de la Universidad de Harvard desarrollaron una nueva manera de clasificar alimentos que tomó en cuenta no solamente el valor del índice glucémico de un alimento, sino también la cantidad de carbohidratos que contiene ese alimento en particular. Esto es llamado la carga glucémica (CG). Sirve como una guía de qué tanto debemos comer de un carbohidrato en particular o alimento.

Durante un tiempo los nutricionistas se rascaban la cabeza por pacientes que querían adelgazar y estaban comiendo alimentos con bajo índice glucémico, pero que no estaban perdiendo tanto peso. Algunos, de hecho, engordaban. A través de la CG descubrieron que consumir en exceso muchos alimentos con un bajo índice glucémico de hecho puede llevar a engordar. No es de sorprender que muchos pacientes estaban comiendo tantos alimentos con bajo índice glucémico como querían, simplemente porque se les había dicho que los alimentos con un valor bajo promovían la pérdida de peso. Necesitaban saber toda la historia, y así es cómo la carga glucémica equilibró el panorama. La CG de un alimento se determina a través de multiplicar el valor del índice glucémico por la cantidad de carbohidratos que contiene una porción (en gramos), y luego dividir ese número entre 100. La fórmula real se ve así:

- (Valor del índice glucémico x gramos de carbohidratos por porción) ÷ 100 = Carga glucémica

Para mostrarle lo importante que es la CG, permítame ofrecerle algunos ejemplos. Algunas pastas de trigo tienen un valor bajo de índice glucémico, lo cual hace que muchas personas que están a dieta piensen que son automáticamente una clave para adelgazar. No obstante, si la porción de esa pasta de trigo es demasiado grande, puede sabotear sus esfuerzos de pérdida de peso. A pesar de tener un bajo valor de índice glucémico, la CG de la pasta es alto. Otro ejemplo son las papas blancas, que tienen una CG del doble de las batatas. En el otro extremo de la escala, la sandía tiene un alto valor de índice glucémico, pero una CG bastante baja, lo que la hace apta para ser consumida en una cantidad mayor.

No obstante, no se preocupe. Usted no tiene que calcular la CG de cada artículo en cada comida que haga. Al comprender la CG, usted puede identificar los alimentos con bajo índice glucémico que le pueden causar problemas si come una gran cantidad de ellos. Estos incluyen panes con bajo índice glucémico, arroz con bajo índice glucémico, camotes, batatas, pasta con bajo índice glucémico, cereales con bajo índice glucémico y demás. Como regla general, cualquier gran cantidad de un alimento "con muchos carbohidratos" usualmente tendrá una alta CG.

VALORES DEL ÍNDICE GLUCÉMICO DE ALIMENTOS COMUNES[7]			
Alimento*	Valor del índice glucémico	Alimento	Valor del índice glucémico
Espárrago	15	Brócoli	15
Apio	15	Pepino	15
Judías verdes (habichuelas o ejotes)	15	Yogur bajo en grasas (endulzado artificialmente)	15
Pimientos (todas las variedades)	15	Espinaca	15
Calabaza	15	Tomate	15
Cerezas	22	Guisantes verdes	22
Judías (frijoles o porotos) negras	30	Leche (descremada)	32
Manzana	36	Espagueti (integral)	37
Cereal All-Bran	42	Sopa de lentejas (enlatada)	44
Jugo de naranja	52	Plátano	53
Camote	54	Arroz (integral)	55
Palomitas	55	Muesli	56

VALORES DEL ÍNDICE GLUCÉMICO DE ALIMENTOS COMUNES			
Pan integral	69	Sandía	72
Donas	75	Tortas de arroz	82
Hojuelas de maíz	84	Papa (horneada)	85
Baguette (pan francés)	95	Chirivía	97

* Para buscar los valores del índice glucémico de otros alimentos que no están mencionados en esta lista vaya a www.thecandodiet.com o a http://tinyurl.com/glycemic-index-list.

La cantidad de fibra en sus alimentos, la cantidad de grasa, qué tanta azúcar contienen los carbohidratos y las proteínas, en conjunto determinan el puntaje del índice glucémico de lo que usted come.

TRES TIPOS DE AZÚCAR

Hay tres tipos principales de azúcares simples (llamados monosacáridos) que componen todos los carbohidratos. Estos son:

- Glucosa
- Fructosa
- Galactosa

La glucosa se encuentra en panes, cereales, almidones, pastas y granos. La fructosa se encuentra en las frutas y la galactosa en los productos lácteos. El azúcar simple, o sacarosa, es un disacárido y consiste en la unión de glucosa y fructosa.

El hígado absorbe rápidamente estos azúcares simples. No obstante, solamente la glucosa puede ser liberada directamente de vuelta al torrente sanguíneo. La fructosa y la galactosa primero se deben convertir en glucosa en el hígado para que obtengan entrada al torrente sanguíneo. Por lo tanto son liberadas a un ritmo mucho más lento. La fructosa, que se encuentra principalmente en las frutas, tiene un índice glucémico bajo comparada con la glucosa y la galactosa.

Otros alimentos glucémicos

La fibra es una forma de carbohidrato que no se absorbe. No obstante, desacelera el ritmo de absorción de otros carbohidratos. Por lo tanto, entre mayor sea el contenido de fibra del carbohidrato o almidón, será más lentamente absorbido y liberado al torrente sanguíneo. La mayoría de las frutas son altas en fibra y tienen un valor glucémico bajo. Las excepciones son los plátanos, las pasas, los dátiles y otras frutas secas. Casi todas las verduras son altas en fibra y con un índice glucémico bajo excepto las papas, las zanahorias, el maíz y los betabeles (remolacha), que tienen un índice glucémico alto.

En el siguiente capítulo hablaremos a mayor detalle los mejores alimentos para una buena salud general, especialmente si quiere adelgazar. Los carbohidratos correctos balanceados con las porciones adecuadas de proteínas y grasas generaran un efecto mucho más bajo en su cuerpo e interrumpirá el círculo vicioso del aumento de peso.

> Me gozaré y alegraré en tu misericordia, porque has visto mi aflicción; has conocido mi alma en las angustias.
> —Salmos 31:7

La peor clase de grasa

Quizá no le agrade el número en la báscula, pero esa cifra no cuenta toda la historia con respecto a su salud general. Los investigadores están descubriendo que uno de los mayores indicadores de los problemas de salud potenciales es tener un alto porcentaje de grasa abdominal. La grasa que se asienta en el abdomen es diferente de otras clases de grasa en el cuerpo. El tejido graso o las áreas de almacenamiento de grasa, como la grasa abdominal, son órganos endocrinos activos que producen varios tipos de hormonas como la resistina (que incrementa la resistencia a la insulina), la leptina (que disminuye el apetito) y la adiponectina (que mejora la sensibilidad a la insulina y ayuda a disminuir el nivel de azúcar en la sangre). Con frecuencia, entre más células grasas tenga, su cuerpo produce más estrógeno, cortisol y testosterona. Esta es una de las razones por la que los hombres obesos suelen desarrollar pechos y a las mujeres obesas a menudo les crece vello facial. Sus células grasas están elaborando más estrógeno y testosterona, respectivamente.

Cuando sus tejidos grasos secretan todas estas hormonas—más probablemente elevando sus niveles de estrógeno, testosterona y cortisol—y producen una tremenda inflamación en su cuerpo, el resultado es subir de peso. Su tóxica grasa abdominal adicional entonces pone el escenario para diabetes tipo 2, enfermedades cardiacas, derrame cerebral, cáncer y una multitud de otras enfermedades. Eso es porque la grasa abdominal es como un incendio sin control. Se propaga por su cuerpo e inflama su sistema cardiovascular, el cual termina por generar la producción de placa en sus arterias e inflamación en el cerebro. Esto puede incluso llevar potencialmente a padecer la enfermedad de Alzheimer.

Los peligros de esta grasa tóxica abdominal es una razón por la que esta cura bíblica lo anima a que establezca una meta de pérdida de peso con base en la talla de su cintura más que en su peso corporal. Lo que suele suceder es que si la talla de su cintura incrementa, su azúcar en la sangre crece; si la talla de su cintura se reduce, su azúcar en la sangre disminuye. Al reducir su talla de cintura, podrá revertir el riesgo de muchas enfermedades. De hecho, reducir su talla de cintura es mucho más importante que bajar de peso.

Aunque es útil pesarse regularmente, quiero que comience a considerar su cintura como el indicador clave de la administración de su peso. Usted debe medir su cintura alrededor de su ombligo (y sus michelines si las tiene). Inicialmente, su meta de talla de cintura debería ser 40 pulgadas (101,6 cm) si es hombre y 35 pulgadas (88,9 cm) si es mujer. Pero su meta final debería ser: tener una talla de cintura que sea la mitad de su altura o menos. Por ejemplo, un hombre que mide 5 pies 10 pulgadas tiene 70 pulgadas de altura (1,78 m), de modo que su cintura alrededor de su ombligo y michelines debe ser de 35 pulgadas (88,90 cm) o menos.

OTRAS MEDIDAS DEL MANEJO DEL PESO

Mientras que considero la talla de la cintura como la medida más importante para establecer metas de pérdida de peso, otra medida clave es el porcentaje de grasa corporal. Hay muchas maneras de medir el porcentaje de grasa corporal, incluyendo el análisis de bioimpedancia, pesarse bajo el agua y usar plicómetros. Cual sea el método, usted necesita medir su porcentaje de grasa corporal de la misma manera cada vez. La consistencia es la clave, ya que el porcentaje puede fluctuar dramáticamente con medidas poco precisas.

Yo le doy más peso al porcentaje de grasa corporal que a la lectura del índice de masa corporal. La razón es sencilla: precisión. El IMC utiliza solamente la altura y el peso para juzgar qué tanto sobrepeso tiene una persona o qué tan obesa es. Por ejemplo, un jugador de fútbol americano profesional de veintitrés años y un ejecutivo de cincuenta y seis años pueden medir ambos 5 pies 10 pulgadas (1,78 cm) y pesar 220 libras (99,79 kg). Esto le da a ambos hombres un IMC de aproximadamente 35, que se considera obeso.

No obstante, en realidad el jugador de fútbol americano puede tener una cintura de 32 pulgadas (81,28 cm) y un extraordinario porcentaje de grasa corporal de 6%; el ejecutivo puede tener una cintura de 44 pulgadas (1,12 m) y 33% de grasa corporal. Este es un sorprendente diferencial de 27% de grasa corporal solamente, que el IMC no toma en cuenta.

¿Sabía qué? Comprenda la obesidad 23

Aunque muchos médicos simplemente utilizan el IMC para determinar si una persona tiene sobrepeso o es obesa, yo creo fuertemente que las valoraciones más precisas provienen de utilizar el porcentaje de grasa corporal y la talla de la cintura. No obstante, como es una herramienta útil para medir sus metas de pérdida de peso, he incluido la siguiente tabla para ayudarlo a determinar su IMC.

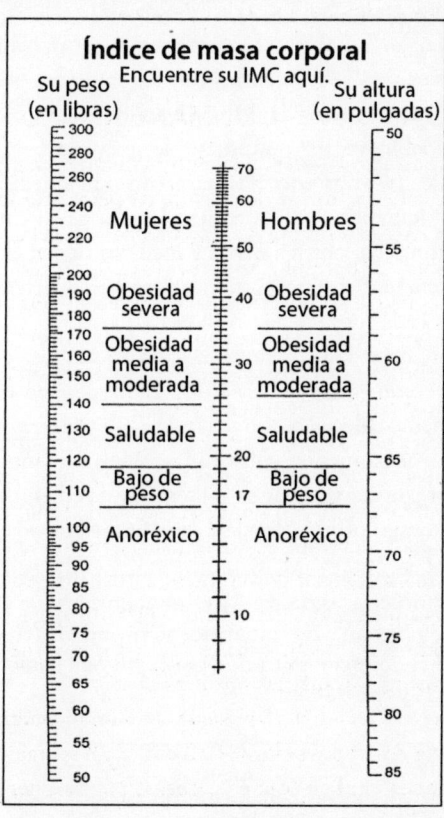

Cómo clasificar su porcentaje de grasa corporal

Según el Consejo Estadounidense de Ejercicio, un porcentaje de grasa corporal mayor a 25% en hombres y mayor a 33% en mujeres se considera obeso. Un porcentaje saludable de grasa corporal en las mujeres es de 25 a 31% y en los hombres de 18 a 25%.[8]

Inicialmente, los hombres obesos deberían tener como meta una lectura de menos de 25%, mientras que las mujeres obesas deberían tener como objetivo menos de 33%. Cuando haya pasado esta meta póngase como objetivo un porcentaje de grasa corporal dentro del rango saludable. No obstante, la grasa corporal queda en segundo lugar de su enfoque principal de reducir la talla de su cintura.

Muchos gimnasios, nutricionistas y médicos tienen el equipo para medir su porcentaje de grasa corporal. Una vez que tenga esta cifra inicial, revísela cada mes.

No obstante, no se concentre demasiado en su grasa corporal o en otras medidas como su lectura de IMC. Enfóquese en una y en solo una cosa: la medida de su cintura. Usted realmente no necesita una báscula u otras herramientas sofisticadas; solo una cinta métrica. Al enfocarse en su cintura y lograr su talla meta, usted eliminará uno de los factores de riesgo principales para la enfermedad.

> Como todas las cosas que pertenecen a la vida y a la piedad nos han sido dadas por su divino poder, mediante el conocimiento de aquel que nos llamó por su gloria y excelencia.
> —2 Pedro 1:3

Si se ve a usted mismo con los síntomas que he descrito en este capítulo, no espere más. Tome la decisión de detener el proceso de la enfermedad en su cuerpo en este momento. Dios lo ayudará a

¿Sabía qué? Comprenda la obesidad 25

mantenerse en su dicho si le da la oportunidad. ¿Por qué no entregarle todo este asunto en este momento? Dios está a su lado para ayudarlo. Él promete: "No te desampararé, ni te dejaré" (Hebreos 13:5). Dios es su ayudador y lo ama más de lo que usted se puede imaginar. Anhela darle toda la fuerza, el poder y la esperanza que necesita para triunfar en su batalla. Haga esta oración de la cura bíblica y manténgase avanzando hacia adelante.

Una oración de **LA CURA BÍBLICA** para usted

Señor Dios, solamente tú eres mi fuerza y mi fuente. Mi capacidad para mantenerme comprometido con adelgazar y comer saludablemente proviene de ti. Ayúdame a mantener la fuerza de voluntad que necesito para eliminar el azúcar y las calorías vacías de mi dieta. Dame la concentración que necesito para implementar todo lo que estoy aprendiendo. Dios todopoderoso, reemplaza cualquier desaliento con esperanza y cualquier duda con fe. Sé que tú estás conmigo y que no me dejarás. Te agradezco, Señor, por ayudarme a abrirme paso en esta batalla y darme la victoria sobre la obesidad. Amén.

Una receta de LA CURA BÍBLICA

Mida su cintura a la altura del ombligo; escriba la cifra: _____

Escriba su talla meta de cintura: _____

Tome una breve autoevaluación a través de responder las siguientes preguntas.

❏ ¿Cuántas veces al día consume azúcares y carbohidratos?
_____
_____

❏ Describa cómo puede reducir esa frecuencia.
_____
_____

❏ Mencione los alimentos altos en azúcar y almidón que necesita eliminar de su dieta:
_____
_____
_____

❏ ¿Qué alimentos altos en proteína y fibra puede añadir a su dieta? ¿Qué alimentos con alto índice glucémico puede eliminar?
_____
_____
_____

Capítulo 2

EL FUNDAMENTO DE COMER SANAMENTE

Dios diseñó su cuerpo asombrosamente como una increíble máquina viviente que operará a máxima eficiencia y salud cuando se le suple la nutrición apropiada. En el capítulo anterior consideramos muchas de las razones por las que los estadounidenses están obesos. Ahora quiero que le eche un vistazo al fundamento nutricional que lo ayudará a descubrir un usted más saludable, feliz y atractivo.

Escoja los carbohidratos apropiados

Ciertos carbohidratos son cruciales para la buena salud. Al combinarlos con las porciones correctas de grasas y proteínas, los buenos carbohidratos le dan energía, calman su humor y lo mantienen lleno y satisfecho al apagar el hambre y ayudarlo a adelgazar. También lo ayudan a disfrutar comidas y refrigerios, lo facultan a manejar mejor el estrés, le permiten dormir mejor, mejorar sus funciones intestinales y le dan un sentimiento general de bienestar.

No obstante, como con tantas cosas en la tierra del exceso, la mayoría de los estadounidenses se han enamorado del tipo equivocado de carbohidratos. Ven que su talla de cintura se hace cada vez más ancha como resultado de comer demasiada azúcar, almidón, pan y pasta, y creen que la respuesta es no consumir más carbohidratos. El problema es que las dietas altas en proteínas son difíciles de mantener por mucho tiempo y en algunos casos tienen efectos dañinos en la salud. La respuesta no es una dieta sin carbohidratos, sino una rica en los tipos correctos de carbohidratos.

Los Institutos Nacionales de la Salud recomiendan que entre 45 y 65% de la ingesta de energía diaria de los adultos provenga de carbohidratos, que entre 20 y 35% de la energía provenga de grasas y solamente entre 10 y 35% provenga de proteínas.[1] La Asociación Estadounidense de Diabetes también recomienda entre 45 y 60 gramos de carbohidratos en cada comida, preferiblemente de cereales integrales saludables. Creo que estos son demasiados carbohidratos y demasiados cereales. Creo que el exceso en los carbohidratos y los cereales—especialmente en los productos de trigo y maíz—es una de las razones principales de nuestra epidemia de obesidad. Suelo recomendar que alrededor de 50 a 55% de las calorías diarias provengan de carbohidratos con un índice glucémico bajo, 15 a 20% de proteínas vegetales y animales magras y entre 25 y 30% de grasas saludables.

Como el trigo y el maíz pueden disparar una respuesta de alto nivel de azúcar en sangre, le pido a mis pacientes que dejen todos los productos de trigo y maíz durante una temporada o hasta que reduzcan su grasa corporal. Aunque los panes del supermercado sean llamados panes integrales, todavía contienen amilopectina A, que suele elevar dramáticamente el azúcar en sangre, programando al cuerpo para almacenar grasa y engordar. Por lo tanto, si mis pacientes solicitan pan, les recomiendo que coman pequeñas cantidades de pan de mijo en la mañana o en la comida. No contiene trigo. No obstante, si se estanca la pérdida de peso, les pido a mis pacientes que dejen de comer pan de mijo. Una vez que una persona alcanza su talla de cintura o su peso meta, si puede practicar la moderación, le recomiendo que añada de vuelta pequeñas porciones de trigo y maíz en el desayuno o la comida, pero no en la cena.

La tortuga y la liebre

Entonces, ¿cómo puede una persona saber cuáles son los carbohidratos correctos a elegir? Muchas personas están familiarizadas con la vieja historia acerca de la tortuga y la liebre. La liebre se adelanta con rapidez, pero no llega a la línea de meta, mientras que la tortuga lenta, pero perseverante, finalmente se le adelanta y gana la carrera. Cuando hablamos de la manera en que su cuerpo procesa los carbohidratos, la carrera que se lleva a cabo dentro suyo es un recordatorio de la fábula clásica. He utilizado a estos personajes familiares para identificar dos tipos principales de carbohidratos de los que vamos a hablar en esta cura bíblica: los "carbohidratos tortuga" de bajo índice glucémico y los "carbohidratos liebre" de alto índice glucémico.

> Te amo, oh Jehová, fortaleza mía.
> —Salmos 18:1

Lamentablemente, la mayoría de los carbohidratos que consumen las personas con sobrepeso y que son obesas son "carbohidratos liebre" con alto índice glucémico, lo cual hace que el azúcar en la sangre se eleve rápidamente. Como ya lo mencioné, esto inicia una cadena de eventos que atrapan a la gente en el modo de almacenamiento de grasa y que evita que adelgacen. El ciclo subyacente de carbohidratos liebre es lo suficientemente obvio: entre más rápido absorba los carbohidratos, sus niveles de insulina se elevan más, engorda más y desarrolla más enfermedades. Usted literalmente queda programado para engordar.

Cuando se trata de tener éxito en adelgazar, los "carbohidratos tortuga" son los ganadores a largo plazo. Estos son los carbohidratos que lentamente elevan el nivel de azúcar en la sangre y que lo facultan a adelgazar y evitar o revertir enfermedades. Estos carbohidratos tortuga de bajo índice glucémico pueden ser clasificados en los grupos siguientes:

- Verduras (excepto las papas).
- Frutas (excepto los plátanos y las frutas secas).
- Almidones, como el pan de mijo, pasta de arroz integral, avena integral, camotes, papas nuevas, arroz integral y arroz silvestre en pequeñas cantidades (coma lo menos que pueda de estos almidones; algunos pacientes los tienen que eliminar por completo).
- Productos lácteos como leche descremada; yogur bajo en grasa y bajo en azúcar; kéfir; y queso cottage bajo en grasa (mantenga la ingesta de productos lácteos al mínimo).
- Leguminosas, como las judías (frijoles o porotos), guisantes, lentejas, hummus y cacahuetes (yo recomiendo de 1 a 4 tazas de estos almidones al día, pero comience con porciones pequeñas. Usted posiblemente necesite Beano, una encima que lo ayuda a digerir las judías y a minimizar el gas).
- Nueces y semillas (crudas, un puñado al día).

Aunque la mayoría de estos carbohidratos tortuga son saludables todavía es posible escoger los tipos incorrectos de almidones y lácteos y comer almidones con bajo índice glucémico en exceso, como pan de mijo y pasta de arroz integral. Por esta razón, y porque hay otras maneras en que los carbohidratos detienen los esfuerzos para adelgazar, es importante incorporar los principios del índice glucémico y de la carga glucémica de los que hablé en el capítulo anterior.

> No os ha sobrevenido ninguna tentación que no sea humana; pero fiel es Dios, que no os dejará ser tentados más de lo que podéis resistir, sino que dará también juntamente con la tentación la salida, para que podáis soportar.
> —1 Corintios 10:13

¿Es una liebre o una tortuga?

Entre más rápido su cuerpo digiera un carbohidrato, más rápido eleva su nivel de azúcar en sangre; y más alto es el valor del índice glucémico de ese carbohidrato. Esto es lo que hace que un carbohidrato sea una liebre más que una tortuga. Sin embargo, ¿exactamente cómo puede diferenciarlos? Aquí hay algunos rasgos que le pueden ayudar a distinguir entre una tortuga y una liebre.

Contenido graso. Con la excepción de las semillas, nueces y lácteos, la mayoría de los carbohidratos tortuga son bajos en grasa. Las grasas nos son inherentemente malas, como dicen algunas dietas. Pero consumir carbohidratos altamente procesados, altos en grasas saboteará sus esfuerzos para adelgazar.

Contenido de fibra. Generalmente, el más alto contenido de fibra de un alimento desacelera la absorción de azúcar, convirtiendo al carbohidrato en una tortuga. Las judías (frijoles o porotos), los guisantes y las lentejas son altos en fibra.

Forma del almidón. Ciertos almidones, como las papas, el pan, la pasta y el arroz blanco contienen amilopectina que es un carbohidrato complejo que el cuerpo absorbe rápidamente y que suele elevar el nivel de azúcar en la sangre. Sin embargo, las judías (frijoles o porotos), los guisantes, las leguminosas y los camotes contienen otros carbohidrato complejo llamado amilosa, que se digiere más lentamente y eleva el nivel de azúcar en la sangre de una manera más lenta. Se requiere precaución con los productos de trigo integral como ya he mencionado.

Casi todos los productos de maíz son considerados carbohidratos liebre (con un alto valor de índice glucémico). Las excepciones son la mazorca de maíz y el maíz en grano, porque se digieren más lentamente y elevan el nivel de azúcar en la sangre gradualmente.

Madurez. Entre más madura esté la fruta se absorbe más rápido. Por ejemplo, los plátanos cafés, con manchas, elevan el nivel de azúcar en la sangre mucho más rápido que los plátanos amarillos regulares ya que tienen un contenido de azúcar más alto.

Cocción. La mayoría de la pasta de arroz integral puede ser un carbohidrato tortuga o un carbohidrato liebre dependiendo de la manera en que la cocine. Si la cocina al dente, dejándola todavía firme, suele ser un carbohidrato tortuga y tiene un valor de índice glucémico bajo. También, la pasta más gruesa generalmente tiene un valor de índice glucémico más bajo que los tipos de pasta más delgados (cabello de ángel, espagueti delgado, etcétera). Nuevamente, yo no recomiendo productos de pasta de trigo, ni siquiera los integrales, ya que tienen una carga glucémica más alta que muchos otros carbohidratos.

Tipo de molido. Un grano finamente molido es un carbohidrato liebre y tiene un valor de índice glucémico más alto que el grano que no ha sido tan finamente molido, el cual tiene un contenido de fibra más alto y por lo tanto es una tortuga.

Contenido de proteína. Entre más alto sea el contenido de proteína de un alimento, más ayuda a evitar una rápida elevación del nivel de azúcar en la sangre y hace que sea más probable que el alimento tenga un bajo índice glucémico. Por lo tanto es un carbohidrato tortuga.

Consejo de salud de LA CURA BÍBLICA

Fibra PGX

La PGX, forma abreviada de PolyGlycoPlex, es una mezcla única de fibras altamente viscosas que actúan sinérgicamente para generar un nivel mucho más alto de viscosidad que las fibras por sí solas. La PGX absorbe cientos de veces su peso en agua a lo largo de una a dos horas y se expande en el tracto digestivo, creando un material grueso gelatinoso. Produce un sentimiento de saciedad, estabiliza los niveles de azúcar en la sangre y de insulina, y estabiliza las hormonas del apetito.

La PGX reduce el azúcar en la sangre alrededor de 20% después de comer y disminuye la secreción de insulina alrededor de 40%. Los investigadores han encontrado que dosis más altas de PGX pueden disminuir el apetito significativamente. La PGX trabaja de manera similar a la banda gástrica y tiene menos efectos secundarios gastrointestinales que otras fibras viscosas dietéticas. No obstante, comience lentamente, o puede desarrollar gases.

Para ayudar con la pérdida de peso, le recomiendo comenzar con dos o tres cápsulas de fibra PGX con 16 onzas (473,20 ml) de agua antes de cada comida y gradualmente incrementar la dosis de ser necesario. Esto usualmente evita que coma de más y le permite sentirse satisfecho más pronto (consulte el Apéndice B).

El poder de la proteína

Las proteínas y los aminoácidos son los ladrillos del cuerpo. Son utilizados para reparar y mantener tejidos como los músculos, el tejido conectivo, nuestra piel, nuestro cabello, nuestra red ósea e incluso nuestras uñas. Si no recibe proteína adecuada, no será capaz de mantener de manera adecuada estos tejidos que acabo de mencionar, así como las enzimas, hormonas y su sistema inmune. Como consecuencia, envejecerá más rápido y finalmente desarrollará enfermedades.

> Amado, yo deseo que tú seas prosperado en todas las cosas, y que tengas salud, así como prospera tu alma.
> —3 Juan 2

Pero de la misma manera en que demasiados carbohidratos de bajo índice glucémico pueden sabotear sus metas al adelgazar, demasiada proteína puede tener un efecto negativo en su bienestar. Los estudios han mostrado que los hombres con dietas altas en carne roja han incrementado el riesgo de cáncer en la próstata, y suele ser una forma de cáncer más agresiva. No obstante, los hombres que comen pescado tres veces a la semana tienen aproximadamente la mitad del riesgo de desarrollar cáncer de próstata en comparación con los hombres que rara vez comen pescado. Además, freír o asar carne, pollo o pescado de modo que quede dorada o bien cocida también está asociado con un riesgo de cáncer mayor.

En 2002 el NIH aconsejó que la proteína debería constituir entre 15 y 35% del consumo diario de energía de la persona o de calorías totales. Creo que cualquier cosa más de 35% de nuestras calorías diarias en proteína es simplemente demasiado. Le digo a mis pacientes que obtengan aproximadamente entre 15 y 20% de sus calorías diarias de proteínas, pero recomiendo que solamente 10% o menos de nuestras calorías deberían provenir de proteína animal. Esto suele traducirse en 3 onzas (85,05 g) de proteína animal una o dos veces al día para las mujeres y entre 3 y 6 onzas (entre 85,05 y 170,1 g) de proteína animal una o dos veces al día para los hombres. Los hombres deberían limitar la carne roja a solamente 12 onzas (340,2 g) a la semana. También creo fuertemente en consumir un poco de proteína con cada comida y refrigerio, pero caiga en cuenta de que no necesitamos proteína animal con cada comida. Judías (frijoles o porotos) con una pequeña cantidad de arroz integral (del tamaño de una pelota de tenis) es una proteína completa. Esto ayuda a crear la mezcla de combustible correcta que mantiene su apetito controlado, su energía arriba y sus niveles de azúcar en sangre y de insulina a raya; todo mientras su metabolismo continúa quemando esas libras o kilos adicionales.

El pollo y el pavo orgánico o de campo; los huevos orgánicos u omega-3; el pescado silvestre bajo en mercurio; y los lácteos bajos en grasas son las mejores opciones de proteínas animales. Estas carnes están libres de hormonas y antibióticos que pueden ser dañinos para el cuerpo. También, evite o limite las carnes chatarra altas en grasa como los perritos calientes, mortadela, salami, salami especiado (pepperoni) y bacón, que están cargados de sal, nitratos y nitritos. Los nitratos y nitritos están relacionados con un incremento en el riesgo de ciertos cánceres.

Las leguminosas orgánicas, los granos integrales y las nueces son las mejores proteínas vegetales. Los vegetarianos pueden combinar proteínas vegetales con sus alimentos regulares para tener una proteína de alta calidad. Por ejemplo, al combinar arroz integral con judías (frijoles o porotos) puede formar proteínas completas. No obstante, la soya es una excepción y ya es considerada una proteína completa.

El problema potencial de combinar dos almidones para hacer una proteína completa es que es fácil desacelerar o completamente detener su pérdida de peso si sus porciones son demasiado grandes. No obstante, si puede mantener esto en mente no hay razón por la cual no deba disfrutar los beneficios agregados y sabores de estas proteínas. La sopa de judías (frijoles o porotos) negras o de lentejas y una pequeña cantidad de arroz silvestre es una proteína completa y sumamente llenadora; y sí, es probable que comience a bajar de peso si la consume con regularidad.

La proteína con base vegetal en polvo también es una buena manera de añadir proteínas a sus comidas y refrigerios. Pero debe consumir los productos de soya con precaución. Muchos científicos ahora creen que consumir soya en exceso hace más daño que bien. El alto consumo de isoflavones, que son sustancias químicas vegetales semejantes a los estrógenos que contiene la soya, puede estimular la producción de células cancerosas. Puede incluso incrementar las oportunidades de desarrollar problemas serios de reproducción, tiroides e hígado.[2]

Además de esto, la mayoría de los productos de soya son procesados y tienen un valor biológico bajo en comparación con otras proteínas, lo cual quiere decir que el cuerpo no las utiliza tan eficientemente. Esto incluye dos de los productos de soya más consumidos: la leche de soya y la proteína de soya. Estos productos pueden interferir con el funcionamientos de la tiroides y un ritmo metabólico más bajo, haciendo que sea más difícil adelgazar.

Si quiere bajar de peso le recomiendo reducir el consumo de productos de soya. Y déjeme hacer énfasis en esto: la palabra final sobre la soya todavía no se ha dicho. Incluso los escépticos dicen que la conclusión es optar por las formas naturales de la soya en lugar de las alteradas químicamente o genéticamente (transgénicos). Como sigue siendo una proteína un poco controversial, mi consejo es proceder con precaución; no coma o beba productos de soya todos los días, pero si debe consumir soya, hágalo solamente unas pocas veces a la semana.

La verdad acerca de la grasa

Demasiado de cualquier grasa—sea buena o mala—lo hará engordar. Pero en general, las grasas son crucialmente importantes para su salud. Entre sus muchas funciones, su principal propósito en el cuerpo es suministrar combustible a las células. Cada una de los millones de millones de células de su cuerpo estás rodeada por una membrana celular grasa compuesta principalmente de grasas poliinsaturadas y saturadas. Las grasas saturadas proveen un soporte rígido para la membrana de la célula. Mientras que las grasas poliinsaturadas le añaden flexibilidad a las membranas celulares y permiten la transferencia de nutrientes al interior de las células y que los productos residuales pasen fuera de las células. Estas membranas celulares necesitan un equilibrio adecuado de grasas saturadas y poliinsaturadas.

De la misma manera, necesitamos un equilibrio adecuado de grasas en nuestra dieta para ayudar con la absorción de vitaminas liposolubles, incluyendo a las vitaminas A, D, E y K. También necesitamos grasas para producir las hormonas que regulan la inflamación, la coagulación de la sangre y la contracción muscular.

Aproximadamente 60% de nuestro cerebro está compuesto de grasa. Usted necesita colesterol para elaborar células cerebrales, y casi todo su colesterol proviene de grasas saturadas. Las grasas constituyen las cubiertas que rodean y protegen a los nervios, ayudan a satisfacer el hombre por periodos extensos. Como puede ver las grasas no son las villanas que las hemos hecho ser.

La mayoría de los estadounidenses consumen aproximadamente un tercio de sus calorías totales de grasas. Aunque es una cantidad de grasa bastante segura, los estadounidenses siguen engordando y sufriendo de una epidemia de sobrepeso y obesidad. Por esta razón recomiendo que aproximadamente 25 a 30% de su ingesta calórica total sea de grasas (asegurándose de escoger *buenas* grasas) con el fin de adelgazar.

Las grasas malas incluyen las grasas trans y grasas refinadas omega-6 como la mayoría de los aceites comerciales, aderezos, salsas reducidas (gravy) y alimentos fritos sumergidos en aceite. Las grasas que son buenas con moderación y las grasas que son malas en exceso incluyen las grasas saturadas y las grasas omega-6 no refinadas como los aceites vegetales prensados en frío. Las grasas buenas incluyen a las grasas omega-3 como los aceites de pescado, linaza, chía, cáñamo y chía dorada, y los aceites elaborados a partir de esas semillas; grasas monoinsaturadas como el aceite de oliva extra virgen, aguacate, almendras y otras nueces y semillas; y ácidos grasos omega-6 GLA como el aceite de borraja, el aceite de onagra y aceite de grosellas negras.

Creo que no más de 5 a 10% de su ingesta de grasas debería ser de grasas saturadas. Recomiendo fuertemente que evite todas las grasas trans, los alimentos fritos sumergidos en aceite y en sartén (no al estilo chino o stir-fry) y grasas omega-6 refinadas, tales como la mayoría de los aderezos regulares de ensalada, las salsas y las salsas reducidas (gravy). Consumir cantidades modestas de grasas omega-3, grasas monoinsaturadas, grasas omega-6 GLA y semillas y nueces crudas lo ayudarán a reducir la resistencia a la insulina, que a su vez lo faculta para adelgazar. Nuestros cuerpos necesitan el equilibrio adecuado de aceites saludables para que todas nuestras células, tejidos y órganos funcionen apropiadamente. Las grasas no son malignas; son esenciales.

¡Lo que usted come hace toda la diferencia para su bienestar general! Pídale a Dios que le dé una nueva manera de ver la nutrición. Se sorprenderá de la manera en que su pensamiento acerca de los alimentos comienza a cambiar.

Una oración de **LA CURA BÍBLICA** para usted

Señor, te agradezco que haya sido hecho de manera grande y asombrosa. Tu Palabra dice que perecemos por falta de conocimiento. Gracias por enseñarme acerca de cómo funciona mi cuerpo. Ayúdame a tomar decisiones sabias para que pueda reducir la grasa abdominal en exceso, ser saludable y funcionar al máximo de mi potencial. En el nombre de Jesús, amén.

Una receta de **LA CURA BÍBLICA**

Haga un inventario de los alimentos que suele comer.

- Describa cómo añadirá más carbohidratos buenos a su dieta.

_____

_____

_____

- Mencione los alimentos que necesita eliminar de su dieta:

_____

_____

_____

- Escriba una oración pidiéndole ayuda a Dios para escoger alimentos que permitan que su cuerpo funcione al máximo y que lo lleven a reducir la grasa en exceso.

_____

_____

_____

_____

Capítulo 3

EL PODER DE CAMBIAR A TRAVÉS DE LA DIETA Y LA NUTRICIÓN

¿QUIERE UNA GARANTÍA sobrenatural para el éxito? Aquí la tiene: La Biblia dice que le encomiende sus planes al Señor. "Encomienda a Jehová tus obras, y tus pensamientos serán afirmados" (Proverbios 16:3). Así que quiero alentarlo a estudiar este plan y luego encomiéndese al Señor para la fortaleza y la fuerza de voluntad para llevarlo a cabo.

Dios es mayor que cualquier atadura que usted pueda tener. Y Él le promete que lo ayudará a tener éxito, no con su propio poder, sino a través de pedirle el suyo. Él es tan fiel. Cuando le pide ayuda, Él promete que nunca lo desamparará y que no lo dejará luchando solo. Porque la Palabra de Dios dice: "No te desampararé, ni te dejaré" (Hebreos 13:5). ¡Qué promesa tan poderosa!

En este capítulo le daremos una mirada a los hábitos alimenticios que llevarán a una pérdida de peso saludable y consistente. Pero primero una palabra de advertencia. Como lo he dicho antes, el número en la báscula no es la mejor medida para adelgazar. Asegúrese de mantener el enfoque correcto. En lugar de enfocarse en cuánto pesa, enfóquese en comer bien. Cuando elimine el azúcar, los dulces, los carbohidratos excesivos, las grasas malas, el trigo y el maíz de su dieta, es muy probable que comenzará a bajar de peso.

Este plan de reducción de cintura de la cura bíblica es más que una dieta. Es una manera de vivir que lo ayudará a verse y a sentirse al máximo. Así que comencemos.

La dieta mediterránea

Según un estudio reciente: "Las personas que comen una dieta al estilo mediterráneo: rica en frutas, verduras, cereales integrales, aceite de oliva y pescado tienen por lo menos un 25% menos riesgo de morir de una enfermedad cardiaca y de cáncer".[1] Esto es porque la dieta mediterránea deriva alrededor de 30 a 40% de sus calorías de grasas saludables (que provienen de alimentos como aceite de oliva, nueces y pescado) y alrededor de 40 a 50% de carbohidratos saludables como frutas, verduras, judías (frijoles o porotos), guisantes, lentejas y cereales integrales. Los investigadores también suponen que no es un solo componente de esta dieta lo que la hace preventiva, sino la combinación general de alimentos, así como evitar alimentos que son potencialmente dañinos, como las calorías excesivas provenientes de aceites omega-6, mantequilla, dulces y carnes.

Combinada con el ejercicio diario, esta es una dieta poderosa para vivir una vida más larga y saludable. Otro estudio estimó que hasta 25% de la incidencia de cáncer colorrectal, cerca de 15% de la incidencia del cáncer de mama y alrededor de 10% de la incidencia del cáncer de próstata podría prevenirse si cambiáramos de la dieta occidental común a una dieta mediterránea tradicional.[2]

Creo que la dieta mediterránea debería ser el fundamento de su planeación diaria de comidas, pero va a necesitar hacer algunos ajustes. Aunque los panes y las pastas son productos básicos de la dieta mediterránea, yo recomiendo altamente que evite los productos de trigo y de maíz por lo menos hasta que haya alcanzado su talla de cintura deseada. También necesitará escoger alimentos que no generen una respuesta inflamatoria en su cuerpo. Pero antes de hablar sobre qué alimentos evitar, primero echémosle un vistazo a los alimentos primarios de la dieta mediterránea (para una vista detallada de la dieta mediterránea consulte mis libros *La dieta "Yo sí puedo" de Dr. Colbert, Eat this and Live!* [¡Coma esto y viva!] y *¿Qué comería Jesús?).*

- *Aceite de oliva extra virgen*: reemplaza la mayoría de las grasas, aceites, mantequilla y margarina. Se utiliza en ensaladas así como para cocinar. El aceite de oliva extra virgen fortalece el sistema inmune. Yo recomiendo 4 cucharadas al día.

- *Pan*: consumido diariamente y preparado como hogazas oscuras, correosas, de corteza dura y crujiente a base de granos integrales. Recomiendo esperar hasta haber alcanzado su peso y talla de cintura deseados para comer pan. En ese punto, escoja panes integrales y con germinados como el pan Ezequiel 4:0, pero evite el pan blanco procesado (no recomiendo que coma trigo o maíz hasta que haya logrado su talla de cintura deseada).

- *Pasta gruesa de grano integral; arroz integral o arroz silvestre; cuscús; bulgur; papas*: servidos a menudo con verduras frescas y hierbas, salteados en aceite de oliva y ocasionalmente servidos con pequeñas cantidades de res magra. Nuevamente, recomiendo evitar la pasta y todos los productos de trigo para adelgazar. También, limite los demás almidones a una porción del tamaño de una pelota de tenis, pero no más de uno de estos almidones por comida.

- *Fruta*: preferiblemente cruda, dos o tres piezas diariamente, pero evite el plátano y las frutas secas.

- *Nueces*: pecanas, almendras, nueces de la india, nueces de macadamia y avellanas; preferiblemente crudas, y un puñado al día.

- *Judías (frijoles o porotos)*: incluyendo pintas, comunes, blancas, arriñonadas negras y rojas. El hummus y las sopas de judías y lentejas son sumamente populares (preparadas con una pequeña cantidad de aceite de oliva extra virgen). Yo recomiendo por lo menos entre 1 a 4 tazas de judías, guisantes o hummus al día ya sea como sopa o con el plato fuerte (Beano ayuda a evitar los gases).

- *Verduras*: todos los tipos, incluyendo las variedades verde oscuro, especialmente en ensaladas, o comidas crudas o cocidas al vapor. Coma una gran ensalada con aceite de oliva extra virgen y vinagre, y escoja lechuga romana, espinaca, oruga (rúcula), etc., pero no escoja lechuga redonda (iceberg) porque es muy baja en fibra y contenido nutricional. Evite los tostones de pan (*croutons*).
- *Pequeñas cantidades de queso orgánico bajo en grasa y yogur*: el queso se puede rallar en sopas o platos fuertes (las variedades reducidas en grasa a menudo saben mejor que las variedades libres de grasa. También pruebe feta rayado o queso de cabra en lugar de queso regular. El mejor yogur es yogur griego libre de grasa y orgánico sin fruta añadida, pero no congelado).

Además de comer los alimentos mencionados anteriormente, los siguientes alimentos consumidos algunas veces a la semana, son una buena adición a la dieta mediterránea:

- *Pescado*. El pescado más sano son las variedades de agua fría como el bacalao, el salmón silvestre, las sardinas y el atún tongol (cola larga). Estos son ricos en ácidos grasos omega-3. Evite el pescado de criadero y el pescado con alto contenido de mercurio (vea "Un hecho de salud de La cura bíblica: Niveles de mercurio en el pescado").
- *Aves orgánicas o de campo*. Las aves se deben comer entre dos y tres veces a la semana. Coma la carne blanca de la pechuga sin la piel.

- *Huevos orgánicos u omega-3.* Estos solamente se deben comer en pequeñas cantidades (dos o tres a la semana). Recomiendo comer solamente una yema con tres claras y añadir verduras para hacer una tortilla una o dos veces a la semana y cocerlo en aceite de oliva extra virgen.
- *Carne roja magra orgánica o alimentada con forraje.* La carne roja solamente se debe comer en raras ocasiones, en un promedio de una o dos veces a la semana. (Sugiero que consuma menos de 12 onzas [340,2 g] de carne roja a la semana). Utilice solamente cortes magros a los que les remueva la grasa. Añádala en pequeñas cantidades como un aditivo para sazonar sopas o pasta. (Nota: la severa restricción de carne roja en la dieta mediterránea es un desvío radical de la dieta estadounidense, pero es un importante factor que contribuye a los bajos índices de cáncer, enfermedades cardiacas y derrame cerebral encontrados en esos países).

Un hecho de salud de **LA CURA BÍBLICA**
Duelo de dietas

Un estudio publicado por la revista médica *New England Journal of Medicine* descubrió que seguir una dieta al estilo mediterráneo ayudó a los participantes a reducir el riesgo de tener un ataque cardiaco, derrame cerebral y muerte por enfermedad cardiaca en 30%. De hecho, los beneficios de la dieta mediterránea en la salud cardiaca eran tan claros que el estudio se detuvo antes de lo anticipado. Conducido en España, el estudio al azar asignó a más de 7 000 personas que tenían varios factores de riesgo de enfermedad cardiaca incluyendo obesidad y diabetes a uno de tres grupos. Un grupo siguió una dieta baja en grasas y dos grupos fueron puestos en la dieta mediterránea, comiendo pescado, granos, frutas y verduras al mismo tiempo de evitar las carnes rojas y procesadas. A uno de los grupos asignados a la dieta mediterránea se les instruyó comer por lo menos 4 cucharadas de aceite de oliva extra virgen un día y una onza (28,35 g) al día siguiente—o alrededor de un cuarto de taza—de nueces de nogal, avellanas y almendras al día. Las personas en la dieta mediterránea no solamente redujeron su riesgo de enfermedad al corazón, sino también fueron capaces de mantenerse en la dieta. Los que estaban en la dieta baja en grasa no pudieron seguir el plan y terminaron comiendo una dieta moderna típica.[3]

UN PRODUCTO SECUNDARIO LETAL DE LA DIETA OCCIDENTAL: LA INFLAMACIÓN

Uno de los mayores problemas con nuestras dietas modernas altas en grasas, altamente procesadas, ricas en azúcar, altas en cereales (como el trigo y el maíz), altas en sodio es que han trastocado el equilibrio en nuestro cuerpo entre los químicos inflamatorios y antiinflamatorios llamados *prostaglandinas*. Normalmente la inflamación es algo bueno que ayuda a reparar una lesión o combatir una infección en el cuerpo. Pone al sistema inmune en alerta para atacar las bacterias o virus invasores para librar a nuestro cuerpo de estos intrusos, o en el caso de una lesión, apresura la llegada de leucocitos a la cortada, raspón, torcedura o hueso roto para remover las células dañadas, inmovilizar la lesión o atacar infecciones para facilitar la sanidad.

> Él provee alimento a todo ser viviente. Su fiel amor perdura para siempre. Den gracias al Dios del cielo. Su fiel amor perdura para siempre.
> —SALMOS 136:25–26

Este es el lado bueno de la inflamación y es una función extremadamente importante de los pequeños agentes del sistema inmune. Cuando nuestros cuerpos se encuentran en tal emergencia, hay un proceso complicado a través del que se crean más prostaglandinas que favorecen la inflamación que de las antiinflamatorias, y el sistema inmune responde al sonido de esta alarma. Cuando la crisis termina, la balanza se inclina a la dirección antiinflamatoria y con el tiempo se equilibra.

Si uno ve este proceso en un sentido altamente simplificado, uno ve que las prostaglandinas se producen a partir de alimentos que comemos en un ciclo continuo, y cada uno de los alimentos que comemos tiene una tendencia que favorece la inflamación o que la contrarresta. Los ácidos grasos están en el centro de esto. Los ácidos grasos omega-6 son "amigables" con la creación de protaglandinas que favorecen la inflamación, y los ácidos grasos omega-3 son "amigables" con la creación de prostaglandinas antiinflamatorias. Una dieta más natural, al estilo mediterráneo tendrá un equilibrio entre alimentos que son amigables con favorecer o contrarrestar la inflamación; no obstante, nuestra dieta occidental rica en grasa, alta en sodio, alta en azúcar, altamente procesada desequilibra la balanza a favor de la producción de prostaglandinas que favorecen la inflamación.

Los expertos nos dicen que nuestra dieta estadounidense típica ha duplicado la cantidad de ácidos grasos omega-6 que consumimos desde 1940 ya que nos hemos alejado más y más de las frutas y verduras, hacia alimentos basados en cereales y los aceites extraídos de ellos. De hecho, comemos alrededor de veinte veces más omega-6 que de los omega-3 que inhiben la inflamación. Las mayorías de los animales de los que obtenemos alimentos actualmente también son alimentados con grano, así que la mayoría de nuestras carnes, huevos y productos lácteos son más ricos en omegas-6 que lo que eran hace un siglo. Asimismo, como la mayoría del pescado de nuestras tiendas es cultivado en criaderos, son alimentados con una dieta de granos de cereal en lugar de con algas y peces más pequeños de los que se alimentarían naturalmente, así que incluso nuestro pescado es una fuente mayor de omegas-6 de la que solía ser.

Asimismo, los ácidos grasos esenciales (EFA, por sus siglas en inglés) como los omega-3 y los omega-6 no pueden ser elaborador en el cuerpo y deben ser consumidos a través de la dieta o suplementos. Los EFA ayudan al cuerpo a reparar y generar nuevas células. Además de reducir la inflamación, los ácidos grasos omega-3 pueden de hecho producir barricadas especiales en el cuerpo, haciendo que sea más difícil para las células cancerígenas migrar de un tumor primario para iniciar nuevas colonias. Los cánceres que permanecen localizados en un lugar son mucho más fáciles de tratar que los que entran en metástasis (que se propagan a lo largo del cuerpo).[4]

Gracias al alto contenido de omega-6 en nuestra dieta, nuestro cuerpo encuentra más material para protaglandinas que favorecen la inflamación que las que la inhiben. A pesar de la ausencia de una emergencia real, este desequilibrio emite alarmas que llevan a una inflamación crónica o de largo plazo, y el sistema inmune reacciona de modo correspondiente a ello. No obstante, ya que no existe una amenaza real, el sistema inmune comienza a atacar cosas que normalmente no atacaría. Esta hipersensibilidad inmune puede llevar a una plétora de problemas que pueden ir desde simples alergias y engordar a cáncer, Alzheimer, enfermedades cardiovasculares, diabetes, artritis, asma, problemas de próstata y enfermedades autoinmunes.

Muchas de estas suceden porque como el sistema inmune permanece en alerta más tiempo del debido, sus agentes comienzan a fatigarse y a tomar malas decisiones, posiblemente llevando a enfermedades autoinmunes o a no destruir células mutadas, llevando con mayor frecuencia a la formación de cáncer. Esto puede fácilmente darle cauce a que el cáncer tome un territorio que no quiera soltar fácilmente.

> Mi Dios, pues, suplirá todo lo que os falta conforme a sus riquezas en gloria en Cristo Jesús.
> —FILIPENSES 4:19

Los ácidos grasos omega-3 son con toda claridad increíblemente benéficos. Estos son algunos alimentos omega-3 que incluir en su dieta: linaza y aceite de linaza, semillas de chía dorada, semillas de chía, semillas de cáñamo, pescado (salmón silvestre, sardinas, atún tongol (cola larga), arenque y bacalao) y aceite de pescado (vea "Un hecho de salud de La cura bíblica: Niveles de mercurio en el pescado"). Obviamente, es importante saber qué grasas comer y cuáles evitar cuando se trata de evitar esas prostaglandinas dañinas que mencioné anteriormente.

Así que, al mismo tiempo de utilizar un entendimiento de la dieta mediterránea como fundamento, dentro de ese marco de referencia usted también debería buscar cómo son los alimentos que favorecen o contrarrestan la inflamación que usted come. Si está teniendo problemas con alergias, dolores en las articulaciones, dolores musculares, o semejantes, puede inclinar la balanza en la dirección correcta.

Una manera de revisar el grado de inflamación es realizarse una prueba de proteína C-reactiva en sangre. La proteína C-reactiva es una promotora de la inflamación y también es un marcador sanguíneo de inflamación sistémica. Una vez que llegue a los cuarenta años, hacerse análisis anuales de PCR es una buena idea para revisar la eficacia antiinflamatoria de su dieta. Los hombres deberían buscar tener un nivel de PCR menor a 1,0, mientras que las mujeres deberían enfocarse en un nivel de PCR menor a 1,5.

Un hecho de salud de LA CURA BÍBLICA
Niveles de mercurio en el pescado

Aunque el pescado es generalmente una buena elección como proteína, algunos pescados contienen altos niveles de mercurio. La lista siguiente lo ayudará a determinar que pescado comer con más libertad y cuál evitar.[5]

Pescado con las menores cantidades de mercurio (disfrute estos pescados)

- Anchoas
- Bagre
- Cangrejo
- Lenguado arenero
- Eglefino (del Atlántico)
- Arenque
- Salmón (fresco o enlatado)
- Sardinas
- Camarón
- Lenguado común
- Tilapia
- Trucha (de agua dulce)
- Pez blanco del Atlántico

Pescado con cantidades moderadas de mercurio (coma seis porciones o menos al mes)

- Robalo (rayado o negro)
- Fletán (del Atlántico o del Pacífico)
- Langosta
- Dorado
- Angelote
- Huachinango (pargo rojo)
- Atún (enlatado, en pedazos, en agua)

Pescado alto en mercurio (coma tres porciones o menos al mes)

- Pejerrey
- Mero
- Caballa (española y del Golfo)
- Robalo (chileno)
- Atún (enlatado blanco)
- Atún (aleta amarilla)

Pescados más altos en mercurio (evitar)

- Caballa (rey)
- Pez vela
- Reloj anaranjado
- Tiburón
- Pez espada
- Blanquillo
- Atún ojo grande y ahi

La dieta antiinflamatoria: Lleve la dieta mediterránea al siguiente nivel

Utilizando la dieta mediterránea como el fundamento de su planificación diaria de comidas, usted puede entonces equilibrar los alimentos que favorecen o que inhiben la inflamación según le indique que deba hacerlo su cuerpo y las pruebas de PCR (si es que ya se las ha hecho). Esto, por supuesto, al principio probablemente signifique añadir más alimentos antiinflamatorios y evitar los que favorecen la inflamación durante un tiempo.

He organizado las dos listas siguientes de alimentos para que considere añadir o sustraer de su dieta según lo exija su nivel de inflamación sistémica.

ALIMENTOS ANTIINFLAMATORIOS PRINCIPALES (SIEMPRE ESCOJA ALIMENTOS ORGÁNICOS CUANDO SEA POSIBLE)	
Fruta	Frambuesa, acerola, guayaba, fresa, melón, limón amarillo y verde, ruibarbo, naranja mandarina, toronja rosa, morera, arándano azul, zarzamoras.
Verduras	Chile, cebolla (incluyendo cebolleta y puerro), espinaca, hojas verdes (incluyendo col verde, berza y hojas de nabo y mostaza), camote, zanahoria, ajo.
Leguminosas	Lentejas, ejotes (judías verdes), guisantes.

Productos del huevo	Huevos líquidos, claras de huevo (puede usar una yema de huevo orgánico o de campo con tres claras).
Lácteos (proceda con cautela).	Queso cottage (bajo en grasa y sin grasa), queso crema libre de grasa, yogur griego natural (o de vainilla) bajo en grasa (añada fruta si así lo desea). (Limite los lácteos a 4 a 6 oz. (113,4 a 170,1 g) cada tres o cuatro días).
Pescado	Arenque, eglefino, salmón silvestre (no de criadero, de preferencia de Alaska), trucha arco iris, sardinas, anchoas.
Aves	Ganso, pato, pollo y pavo orgánico de campo (se prefiere carne blanca, con la piel removida) (3 a 6 oz. [85,05 a 170,1 g] una o dos veces al día).
Carne	Redondo (de res), bistec de falda de costillar, punta de sirloin, bistec de falda (de preferencia de res alimentada con forraje, magra o extra magra) (limítese a de 3 a 6 oz. [85,05 a 170,1 g] dos veces a la semana, 12 oz. [340,2 g] máx. a la semana).
Cereales	Avena integral, salvado de avena.
Grasas/aceites	Aceite de cártamo (rico en oleico), aceite de avellana, aceite de oliva extra virgen, aceite de aguacate, aceite de almendra, aceite de semilla de albaricoque.
Nueces/semillas	Nuez del brasil, nueces de macadamia, avellanas, pecanas, almendras, nuez de nogal americano, nueces de la india (mejor crudas).
Especies/hierbas	Ajo, cebolla, pimienta de cayena, jengibre, cúrcuma, chiles, chile en polvo, curry, romero, boswellia.
Edulcorantes	Stevia, tagatosa, azúcar de palma de coco.
Bebidas	Té negro, blanco o verde, agua de soda, té herbal, agua de manantial (agua mineral).

Almidones	Camotes, papas nuevas, pan de mijo, arroz integral y silvestre, pasta de arroz integral y leguminosas (vea arriba para leguminosas aprobadas).

ALIMENTOS INFLAMATORIOS QUE LIMITAR O EVITAR	
Fruta	Mango, plátano, albaricoques secos, manzanas secas, dátiles secos, frutas enlatadas, pasas.
Verduras	Papas blancas, papas a la francesa, papas fritas.
Leguminosas	Judías (frijoles o porotos) horneadas, haba (hervida), judías enlatadas.
Productos de huevo	Huevo de pato, huevo de ganso, huevo duro, yema de huevo.
Quesos	Queso brick, cheddar, colby, queso crema (normal y reducido en grasa).
Lácteos	Yogur de sabores o de frutas, helado, mantequilla.
Pescado	Pescado de criadero y pescado alto en mercurio (vea "Un hecho de salud de La cura bíblica: Niveles de mercurio en el pescado").
Aves	Pavo (carne oscura), gallineta, menudencias de pollo, hígado de pollo.
Carne	Bacón, lomo de ternera, hígado de ternera, pulmón de res, riñón de res, corazón de res, sesos de res, tripa de cerdo, chuletas de costilla de cordero, carne oscura de pavo con piel, ala de pavo con piel, todas las carnes procesadas.
Panes	Medianoches, bollos, magdalenas inglesas, kaisersemmel (kaisers), bagels, pan francés, pan de Viena, magdalenas de arándanos azules, magdalenas de salvado de avena.

El poder de cambiar a través de la dieta y la nutrición 53

Cereales	Grape-Nuts (bolitas de trigo y cebada), Crispix (hexágonos de redes de tiras de maíz con arroz), Corn Chex (hexágonos de redes de tiras de maíz), Just Right (mezcla de hojuelas de cereales integrales, uvas y frutas secas), Rice Chex (hexágonos de redes de tiras de arroz), Corn Flakes (hojuelas de maíz), Rice Krispies (arroz inflado), Raisin Bran (salvado con pasas), Shredded Wheat (almohadillas de redes de tiras de trigo).
Pasta/granos	Arroz blanco, lasaña, coditos de macarrón, pasta regular, todos los productos de maíz excepto mazorca fresca o granos de maíz fresco o congelado (no transgénico).
Grasas/aceites	Margarina, aceite de germen de trigo, aceite de girasol, aceite de semilla de amapola, aceite de semilla de uva, aceite de cártamo, aceite de semilla de algodón, aceite de semilla de palma, aceite de maíz.
Edulcorantes	Miel, azúcar morena, azúcar refinada (blanca), jarabe de maíz, azúcar glas.
Galletas/frituras	Frituras de maíz, pretzels, galletas graham, galletas saladas, obleas de vainilla.
Postres	Leche condensada azucarada, pastel de ángel, pastel de chocolate o vainilla con cubierta, trocitos de chocolate, crema batida pesada, helado, dulce de fruta seca (casi todos los postres son elaborados con azúcar).
Dulces	Kisses, pastillas de goma, Twix, Almond Joy, barras de chocolate con leche, Snickers.
Bebidas	Leche, Gatorade, jugo de piña, jugo de naranja, jugo de arándano, agua de sabor con soda, gaseosas cargadas de azúcar.

Estas para nada son listas completas; son solamente algunos de los "sospechosos comunes" de los cuales es más probable que tenga que cuidarse, además de algunos de los auxiliares más útiles para trabajar en su dieta. A medida que vaya leyendo las listas, algunos de los artículos se destacarán como cosas que a usted le gustan y necesita, pero que no tiene tanto de ellas en su dieta como probablemente debería. Otros son los alimentos de los cuales es tiempo de despedirse y por los cuales cambiar sus hábitos. Lo que hay que recordar es que usted tiene la decisión de qué poner en su boca, y que ahora que tiene un poco más de conocimiento acerca de estos alimentos puede comenzar a tomar decisiones dietéticas más sanas con respecto a ellos.

Si no tiene problemas de salud ni obesidad, evitar los alimentos inflamatorios de las páginas anteriores es una buena directriz general, y simplemente siga la dieta mediterránea que describí anteriormente. Como su salud es buena, usted tiene un poco más de libertad que alguien que está luchando con su salud o su peso. Quizá pueda comer algunos de los alimentos inflamatorios mencionados, pero le recomiendo bastante que los consuma con moderación.

> Te haré entender, y te enseñaré el camino en que debes andar; sobre ti fijaré mis ojos.
> —SALMOS 32:8

Si tiene problemas de salud u obesidad, entonces además de comprender las listas de alimentos inflamatorios y antiinflamatorios de las páginas anteriores, le aconsejo que se adhiera a la siguiente dieta antiinflamatoria exactamente como se describe abajo y que evite todos los alimentos inflamatorios. Una vez que las condiciones de su salud vuelvan al orden o usted sea capaz de mantener un peso saludable, puede tener un poco más de libertad en las directrices siguientes. Si reintroduce el trigo en su dieta, seleccione panes integrales y panes germinados como el pan Ezequiel 4:9 y evite el pan blanco procesado. Pero nuevamente: sea moderado al comer alimentos inflamatorios.

LA DIETA ANTIINFLAMATORIA DEL DR. COLBERT (SIEMPRE PREFIERA ALIMENTOS ORGÁNICOS CUANDO SEA POSIBLE)

Verduras	• Cocer al vapor, saltear al estilo chino (stir-fry) o cocinar a fuego lento. • Es mejor si cocina con aceite de oliva extra virgen, aceite de nuez de macadamia o aceite de coco. • Las sopas de verduras no deben ser con base de crema (hacerlas en casa es mejor); quizá quiera añadir un poco de carne orgánica. • Haga su propio jugo de verduras; evite los jugos comprados en la tienda, los cuales suelen ser altos en sodio.
Proteínas animales (carne)	• 3 oz. (85,05 g) una o dos veces al día para mujeres; 3 a 6 oz. (85,05 a 170,1 g) una o dos veces al día para los hombres. • Salmón silvestre, sardinas, anchoas, atún tongol (cola larga), pavo (sin piel), pollo de campo (sin piel), huevos (también huevos omega-3). • Al asar a la parrilla, corte la carne en rebanadas delgadas; marínela en vino tinto, jugo de granada, jugo de cereza o salsa de curry. Remueva todo lo carbonizado de la carne. • Sea precavido con las yemas de huevo, manteniéndolas a un máximo de una o dos a la semana. Usted puede combinar una yema con dos o tres claras de huevo. • Limite el consumo de carne magra de res y carne roja a una o dos porciones de 3 a 6 oz. (85,05 a 170,1 g) a la semana.
Frutas	• Moras (bayas), manzanas verdes Granny Smith, limón verde o amarillo. Si es diabético, solamente escoja moras.
Nueces y semillas	• Todas las nueces y semillas crudas son aceptables, pero solo un puñado una o dos veces al día.

Ensaladas	• Utilice aderezos con rociadores de ensalada de 1 caloría por rociada; o elabore su propio rociador de vinagreta utilizando una proporción de una parte de aceite de oliva extra virgen por dos partes de vinagre balsámico, vinagre de sidra de manzana o vinagre de vino tinto. De modo que podría mezclar 1 a 2 cucharaditas de aceite de oliva extra virgen con 2 a 4 cucharaditas de vinagre. Una vez que llegue a un peso y talla de cintura saludables, incremente su aceite de oliva extra virgen a 4 cucharaditas al día e su aderezo de ensalada.
Lácteos	• Lácteos bajos en grasa sin azúcar como el yogur griego y queso cottage bajo en grasa.
Almidones	• Camotes, papas nuevas, arroz integral y silvestre, pan de mijo, pasta de arroz integral • Dos a cuatro tazas diarias de judías (frijoles o porotos), guisantes, lentejas o hummus. • Proceda con moderación al escoger almidones, cuando mucho solamente una porción por comida, que sea del tamaño de una pelota de tenis y no de un balón de básquetbol. • Si es diabético, le recomiendo que evite los almidones.
Bebidas	• Agua alcalina o agua mineral; puede añadir limón verde o limón amarillo. • Té verde, negro o blanco; puede añadir limón verde o amarillo. • Café. • Leche de coco baja en grasa o leche de almendras en lugar de leche de vaca. • Nada de azúcar; use stevia u otros sustitutos del azúcar como Just Like Sugar, Sweet & Balance, xilitol, chicoria, tagatosa o azúcar de palma de coco con moderación. • Nada de crema; utilice leche de coco baja en grasa.

El poder de cambiar a través de la dieta y la nutrición 57

Evite	• Evite todo el gluten (trigo, cebada, centeno, espelta); esto incluye todos los productos elaborados con estos cereales, incluyendo pan, pasta, galletas, bagels, pretzels, la mayoría de los cereales para desayunar, etcétera. Vaya a www.celiacsociety.com para alimentos libres de gluten. También evite productos de maíz excepto la mazorca de maíz. Escoja los que no sean transgénicos.
Evite	• Las proteínas animales inflamatorias como los mariscos, el cerdo, el cordero, la ternera y las vísceras. • Azúcar. • Alimentos fritos. • Alimentos procesados. • Alimentos con alto índice glucémico como arroz blanco, puré de papas (papas instantáneas), etcétera.

Un hecho de salud de LA CURA BÍBLICA

Escoja sabiamente el aceite de oliva

No compre aceite de oliva extra virgen envasada en una botella de plástico grande. El aceite de oliva es perecedera, o bien se arrancia. Usted debería comprar pequeñas cantidades, envasadas en botellas de vidrio oscuro, y almacenarla en una despensa oscura a una temperatura fresca. Revise las fechas de caducidad y tírela si huele o sabe rancio.

UNA PALABRA CON RESPECTO A LOS TAMAÑOS DE LAS PORCIONES

Cualquier plan para adelgazar requerirá que limite sus porciones, pero eso no quiere decir que tenga que sentirse privado de alimento. La

Dra. Barbara Rolls, introdujo el concepto de "volumetrics" como una respuesta a las personas que se ponían a dieta y que estaban cansadas de siempre sentir hambre. Su premisa es simple: en lugar de comer pequeñas cantidades de alimentos con una alta densidad calórica, coma muchos alimentos bajos en calorías que son naturalmente ricos en agua y fibra. En lugar de molestarse con contar calorías o gramos de grasas, proteínas o carbohidratos, Rolls argumenta que los que están a dieta pueden comer más de lo que normalmente comen y todavía bajar de peso, siempre y cuando coman el tipo correcto de alimentos (aquellos que no son densos en calorías).

Aunque difiero en muchos de sus puntos, creo que Rolls descubrió algo importante al comprender que uno puede comer grandes porciones de alimentos que tienen pocas o casi nada de calorías. Las verduras son un ejemplo perfecto de esto, por eso es que en este programa de la cura bíblica usted puede esencialmente comer tantas verduras como quiera con sus alimentos (pero sin la mantequilla por supuesto). De hecho, hay algunos consejos sencillos de "volumetrics" que puede seguir en cada comida.

- Antes de cada comida beba un vaso grande de agua con dos o tres cápsulas de fibra PGX. Esto usualmente evita que coma de más.
- Disfrute un tazón de sopa de verduras, sopa minestrone, sopa de judías (porotos o frijoles) negras, sopa de lentejas o cualquier otra sopa de verduras de caldo, baja en sodio que no tenga crema. Un estudio realizado en Penn State concluyó que tomar un tazón de sopa antes del plato fuerte de hecho reducía el total de calorías consumidas en 20%.[6] Una taza de sopa de judías (frijoles o porotos), guisantes o lentejas antes de sus alimentos llena bastante y lo ayudará a bajar de peso, peor no coma más de cuatro tazas de judías, guisantes y lentejas al día.

- Anteceda su plato fuerte con una ensalada (de cualquier tamaño). Asegúrese de utilizar un rociador de ensalada con solamente una caloría por rociada. Si usted decide comer su ensalada con aceite de oliva extra virgen y vinagre, asegúrese de limitar el aceite de oliva a entre 1 y 2 cucharadas y dos o tres veces esa cantidad de vinagre. Usted utilizará menos si usa un rociador de ensaladas. Evite los tostones de pan (*croutons*).

- Si está comiendo su ensalada o el plato fuerte, siempre recuerde masticar cada bocado entre veinte y treinta veces; esto no solamente ayuda a su cuerpo a digerir y absorber los nutrientes de los alimentos, sino que también provoca que coma más lento y se llene más rápido.

Al prellenar su estómago con alimentos bajos en calorías es menos probable que coma cantidades en exceso de almidones, carnes, grasas y postres.

TOME UN REFRIGERIO ADECUADO

Idealmente, usted debería comer cada tres o cada tres y media horas para evitar el hambre. Muchas personas no entienden que un buen refrigerio puede apagar su apetito y puede ayudarlas a evitar los gatillos que disparan su apetito en primera instancia. Y aunque a algunos les parece contrario a la intuición, comer un refrigerio puede ayudarlo a quemar más calorías en el proceso. Los investigadores han determinado que tomar un refrigerio con la cantidad adecuada de alimentos saludables, además de comer tres comidas al día, impulsa el ritmo metabólico más que si solamente comiera tres comidas cada día.[7]

El mejor tipo de refrigerio es una mini comida que consista en proteína saludable; un carbohidrato o almidón de bajo índice glucémico, rico en fibra; y un poco de grasa buena. Al mezclarlo, este combustible de alimento o mezcla de combustible es digerida lentamente, provocando que la glucosa fluya lentamente a su torrente sanguíneo, lo cual mantiene su hambre bajo control durante horas. El control de la porción es la clave para un refrigerio inteligente. Elija media porción de un almidón de bajo índice glucémico o una porción de fruta. Luego añádale de 1 a 2 onzas (28,35 a 56,7 g) de alguna proteína y el tercio de una porción de grasa saludable. Típicamente esta mini comida debería sumar solamente entre 100 y 150 calorías para las mujeres y entre 150 y 250 calorías para los hombres. Estos son algunos ejemplos de refrigerios bien balanceados.

Refrigerio de la mañana o la tarde

- 2 cucharadas de guacamole o aguacate con zanahorias crudas o apio.
- 2 cucharadas soperas de hummus con zanahorias crudas o apio (de 4 pulgadas (10,16 cm) de largo).
- 10 a 15 galletas de lentejas horneadas y 2 cucharadas de hummus, guacamole o aguacate (puede comprar las galletas de lentejas horneadas en www.mediterraneansnack foods.com).
- 1 a 2 triángulos de queso La Vaca que Ríe Light y 1 onza (28,35 g) de salmón ahumado o atún tongol (la carne es opcional).
- Media taza de queso cottage sin grasa, una pieza de fruta de bajo índice glucémico (moras o manzana verde Granny Smith) y entre 5 y 10 nueces.
- Una pequeña ensalada con 1 a 2 onzas (28,35 a 56,7 g) de pavo rebanado; utilice un rociador de ensaladas o 1 cucharada de aceite de oliva extra virgen mezclada con 2 a 3 cucharadas de vinagre en un rociador de ensalada (la carne es opcional).

El poder de cambiar a través de la dieta y la nutrición 61

- Un tazón de sopa de verduras o de sopa de lentejas o judías a base de caldo con 1 a 2 onzas (28,35 a 56,7 g) de pollo hervido.

- Un smoothie proteínico hecho con proteína vegetal en polvo (1 a 2 cucharadas) mezclado con 2 a 4 onzas (56,7 a 113,4 g) de moras congeladas y 8 onzas (236,6 ml) de leche de coco baja en grasas, leche de almendra o kéfir de coco (opción: diluya la leche de coco, la leche de almendra o el kéfir para reducirlo a 4 onzas (118,3 ml) y combinarlo con 4 onzas (118,3 ml) de agua filtrada o agua mineral).

Refrigerios vespertinos

- Bebida de proteína.
- *Wraps* de lechuga.
- Ensalada con o sin carne magra (puede usar un rociador de ensaladas con una parte de aceite de oliva extra virgen mezclada con dos o tres partes de vinagre).
- Sopa de verduras, judías (frijoles o porotos) o lentejas con o sin carne magra.

Asegúrese de tomar entre dos y tres cápsulas de fibra PGX con un vaso de agua de 16 onzas (473,2 ml) con su refrigerio. Y recuerde que le puede añadir tantas verduras bajas en almidones como quiera. Para rematar, le recomiendo una taza de té verde o negro utilizando stevia natural como edulcorante.

> No con ejército, ni con fuerza, sino con mi Espíritu, ha dicho Jehová de los ejércitos.
> —Zacarías 4:6

En casa, mantenga abundantes artículos saludables para comer en los refrigerios, en el trabajo o en el camino. Siempre esté preparado. Y no lo olvide: es importante tener refrigerios que usted verdaderamente disfrute. De otro modo no se los va a comer.

Un hecho de salud de LA CURA BÍBLICA
Coma a su horario

Las investigaciones han mostrado que las personas que adelgazan con éxito y se mantienen delgadas desayunan todos los días. Otros estudios han ido un paso más adelante, probando que las personas que se saltan el desayuno están más inclinadas a comer más alimentos y refrigerios durante el día.[8]

Lamentablemente, la mayoría de los estadounidenses tienen las comidas al revés. Desayunamos poco, tomamos una comida de tamaño mediano y luego nos damos un atracón en cuanto llega la hora de la cena. De hecho deberíamos estar haciendo lo opuesto. Debemos desayunar como reyes (treinta minutos después de haber despertado), comer como príncipes y cenar como mendigos.

Coma cada tres o cada tres y media horas para evitar el hambre. Comer a la hora adecuada lo dejará lleno de energía, con una mente más aguda y más estable emocionalmente. Incluso su desempeño en el trabajo incrementará como resultado.

ACELERE SU PÉRDIDA DE PESO

Para los que necesitan adelgazar rápidamente para combatir o revertir una enfermedad relacionada con la obesidad como la diabetes, desarrollé *La dieta para reducir la cintura rápidamente*. Este plan está basado en el protocolo del Dr. A. T. W. Simeons desarrollado hace

El poder de cambiar a través de la dieta y la nutrición 63

más de sesenta años. Descubrió que cuando combinaba su dieta de 500 calorías al día, sumamente baja en grasa y sumamente baja en carbohidratos, con dosis diarias de la hormona del embarazo hCG (gonadotropina coriónica humana), provocaba que el cuerpo liberara cantidades anormales de grasa en las zonas problemáticas de las caderas, muslos, nalgas, cintura y abdomen.

En la época del Dr. Simeons los pacientes eran hospitalizados para recibir tratamiento como internos durante las seis semanas de duración del programa. Según el Dr. Simeons, entre 60 y 70% de los pacientes se mantenían delgados a largo plazo.

Muchos consideran el protocolo del Dr. Simeons el secreto médico mejor guardado así como el programa de pérdida de peso más eficaz de todos los tiempos. En 2007 el defensor de los consumidores, Kevin Trudeau, dio a conocer al mundo el protocolo del Dr. Simeons en su libro *The Weight Loss Cure "They" Don't Want You to Know About* [La cura para la pérdida de peso que "ellos" no quieren que usted conozca]. Comencé a recomendar el Protocolo Simeons y a monitorear pacientes en 2008. En ese tiempo, yo utilizaba inyecciones de hCG. No obstante, ahora recomiendo, ya sea la tableta sublingual que es elaborada como fórmula magistral o las gotas homeopáticas de hCG.*

La Administración de Medicamentos y Alimentos de los Estados Unidos de América (FDA) nos requiere que le informemos a los pacientes la siguiente declaración: "No se ha demostrado que la hCG sea

---

* En el momento de impresión de este libro, la FDA no permite que las gotas de hCG de venta libre sean etiquetadas como homeopáticas ni que hagan declaraciones sobre la pérdida de peso. Es extremadamente difícil obtener gotas homeopáticas de hCG debido a la nueva regulación de la FDA. Las gotas que recomiendo han sido modificadas para cumplir con las disposiciones de la FDA. Las tabletas sublinguales por prescripción de hCG que recomiendo también cumplen con las restricciones de la FDA y son prescritas y no de venta libre y esta nueva regulación no afecta las gotas sublinguales de hCG por prescripción.

una terapia eficaz coadyuvante en el tratamiento de la obesidad. No existe evidencia sustancial que incremente la pérdida de peso más allá del resultado de la restricción calórica, ni que cause una distribución de grasa más atractiva o 'normal' ni reduce el hambre o el malestar asociado con las dietas de calorías restringidas".

He modificado las 500 calorías del Protocolo Simeons a aproximadamente 1 000 calorías en *La dieta para reducir la cintura rápidamente*, pero he mantenido las mismas proporciones de Simeons entre proteínas, grasas y carbohidratos. También añadí más fibra soluble y suplementos para impulsar los niveles de serotonina y ayudar con la saciedad, el control de la azúcar en sangre y mejorar los movimientos intestinales. Los resultados varían de una persona a otra, pero varios de mis pacientes han podido dejar de tomar todos sus medicamentos después de seguir *La dieta para reducir la cintura rápidamente* y perder grasa abdominal.

Este programa no es para todos. Las mujeres que estén amamantando, embarazadas o que tengan planeado embarazarse; los que hayan pasado por una cirugía reciente o cáncer; los que hayan sido diagnosticados con falla cardiaca, diabetes tipo 1, falla renal crónica, anemia severa, enfermedad mental o desórdenes convulsivos no deben participar en este plan dietético. Los que estén tomando diuréticos, medicamentos antiinflamatorios, warfarina, insulina o píldoras anticonceptivas tampoco pueden participar.

Creo que cada persona debería hablar con su médico antes de comenzar un programa de ejercicios estricto o una dieta estricta, pero los que son prediabéticos o diabéticos *deben* involucrar a sus médicos para asegurarse de que los pasos que tomen para incorporar La dieta de la rápida reducción de la cintura funcionarán con sus necesidades particulares de salud. Si usted cree que esta dieta es apropiada para usted, lo aliento a que consiga mi libro *La dieta para reducir la cintura rápidamente* donde describo este plan en detalle.

No se rinda

Probablemente piensa que es imposible adelgazar para usted, pero con la ayuda de Dios usted obtendrá su peso meta y se mantendrá en él. En lugar de enfocarse en su peso, enfóquese en los cambios de manera de vivir o dietéticos que necesita hacer. Y no se permita quedarse atorado pensando que jamás tendrá éxito en adelgazar. Comience cada día en oración a Dios pidiéndole éxito. Declare en voz alta los versículos bíblicos que están dispersos a lo largo de este libro. Además, planee su menú cada día. ¡Con un poco de paciencia, estará en camino de convertirse en la persona más esbelta y saludable que Dios quería que usted fuera!

Una oración de LA CURA BÍBLICA *para usted*

Señor, dame la voluntad y la determinación para comer bien y adelgazar. Rompe el cautiverio de obesidad en mi vida que evita que disfrute la vida abundante en Cristo. Que sea lleno de tu fuerza y poder y siga un estilo de vida saludable y coma los alimentos correctos para que te pueda servir y amar con todo mi corazón. Amén.

Una receta de LA CURA BÍBLICA

Lleve un diario de alimentos

Los investigadores dicen que los dispositivos de supervisión propia como el podómetro, el monitor de ritmo cardiaco o incluso un diario sencillo de ejercicio son responsables de 25% de aumento en el control exitoso de su peso.[9] Lo aliento a llevar un diario de alimentos para supervisar la talla de su cintura, su porcentaje de grasa corporal, lo que come y llevar un registro de con cuánta frecuencia hace ejercicio. He incluido un diario de alimentos de muestra. Haga las copias necesarias.

Para impulsar sus esfuerzos, busque una fotografía de usted mismo en la que tenga un peso saludable o deseado (o un peso cercano al deseado) y colóquela en su diario de alimentos. A medida que lleve con usted su diario de alimentos a lo largo del día y vea la imagen, visualícese teniendo de nuevo ese peso ideal. La confesión también ayuda; declare cada día que, por fe, usted pesa su peso deseado.

Fecha/Peso y talla de cintura	Desayuno	Comida	Cena

Capítulo 4

CONSEJOS PARA SALIR A COMER

La Asociación Nacional de Restaurantes calcula que los estadounidenses gastan 49% de su presupuesto de alimentos en restaurantes.[1] Con el estilo de vida veloz de los Estados Unidos muchos padres sienten que no tienen tiempo de preparar comida para la familia, lo cual lleva a una dependencia poco saludable de los restaurantes de comida rápida, mientras que los solteros o las parejas sin hijos en casa han descubierto que comer fuera regularmente es más fácil, y quizá les sea más económico. No le recomiendo que coma fuera todo el tiempo, pero todos nosotros comeremos fuera de vez en cuando; es parte de la vida moderna.

Las buenas noticias son que puede comer fuera y aun así disfrutar una comida balanceada y saludable. La mayoría de los restaurantes sirven comida poco saludable, así que no puede comer cualquier cosa. Además, el tamaño de las porciones muchas veces está distorsionado. Si usted espera controlar su peso, hay principios básicos que debe comprender al decidir qué platos ordenar en los restaurantes.

- Escoja agua mineral o té sin edulcorar con una rodaja de limón amarillo o verde.
- Tome dos a cuatro cápsulas de fibra PGX con 16 onzas (473,2 ml) de té sin edulcorar o agua para evitar comer de más.
- Evite el pan. Si es posible, pida que ni siquiera lo coloquen en la mesa.

- Escoja un entremés con verduras y carnes como un cóctel de camarón. Evite los que se frían sumergidos en aceite, altos en almidón y grasas (p. ej.: quesadillas o pan de maíz) o que estén hechos a base de pan.
- Ordene su ensalada con el aderezo aparte y sin tostones de pan (*croutons*), queso o guarniciones engordantes. Es mejor llevar su propio rociador de aderezo de ensalada, o use aceite de oliva extra virgen y vinagre.
- Añada un tazón de sopa de verduras, de judías (frijoles o porotos) o de lentejas a base de caldo para llenarse antes del plato fuerte.
- Escoja platos fuertes con carne, pescado o aves que estén horneados, asados, a la parrilla o salteados al estilo chino (stir-fry) con una cantidad mínima de aceite. Evite cualquier cosa que se fría sumergida en aceite [en freidora] o en sartén. El tamaño de las porción de carne debe ser de 3 oz. (85,05 g) para las mujeres y de 3 a 6 oz. (85,05 a 170,1 g) para los hombres. Si la porción es más grande, pídale al mesero que ponga la mitad en una cajita para llevar.
- Limite las salsas y las salsas de carne reducidas (gravy). Si el plato tiene que llevarlas, pida que las pongan aparte.
- Pida que las verduras sean cocidas al vapor sin mantequilla o aceites (a menos que las prefiera crudas).
- Prefiera el camote sobre la papa blanca siempre que sea posible. Como estos son alimentos de alto índice glucémico mantenga el tamaño de la porción al de una pelota de tenis.
- Si escoge un postre, compártalo y solamente tome unos pocos bocados. Saboree esos bocados.

Una de las maneras más sencillas de evitar sabotear sus metas para adelgazar es planificar. Eso lo ayudará a evitar alimentos poco saludables o comer de más. Nunca salga a comer cuando se sienta con un apetito voraz. Le garantizo que comerá demasiado de los alimentos equivocados. Coma un refrigerio saludable como una manzana verde Granny Smith grande o una pera antes de salir de casa. Esto prellenará su estómago y evitará que coma de más.

Además, planee qué va a comer y dónde antes de salir de casa. También les sugiero a los pacientes que planeen cenar temprano, usualmente entre cinco y seis de la tarde para que terminen lo suficientemente temprano para quemar algunas calorías antes de irse a la cama. Usted quizá también quiera considerar compartir el plato fuerte con su cónyuge. También, asegúrese de desacelerar al comer, y mastique bien cada bocado, bajando su tenedor entre bocados. Todos estos "detalles" ayudan bastante para controlar el hambre y el peso.

Restaurantes de comida de especialidad

Estos son algunos consejos adicionales que lo ayudarán a tomar decisiones sabias al salir a comer a restaurantes de comida de especialidad.

> Mas el fruto del Espíritu es amor, gozo, paz, paciencia, benignidad, bondad, fe, mansedumbre, templanza; contra tales cosas no hay ley.
> —Gálatas 5:22–23

Restaurantes de comida rápida

Escoja un sándwich de pollo a la parrilla o una hamburguesa pequeña. Tire la parte superior y la inferior del bollo y exprima su hamburguesa entre dos servilletas para remover el exceso de grasa. Corte la carne de la hamburguesa a la mitad y coloque ambas mitades entre dos hojas de lechuga. Evite la mayonesa y el kétchup; escoja mostaza, tomates, cebollas y pepinillos encurtidos. También puede pedir una ensalada pequeña con un aderezo libre de grasa (o solamente use una porción pequeña de un paquete regular). Para beber, pida té helado no edulcorado o una botella de agua. En lugar de papas a la francesa, pida papa horneada cuando esté disponible y utilice solamente una untada de mantequilla o 2 cucharaditas de crema agria.

Si come en una tienda de sándwiches hechos a base de pan alargado (submarinos) escoja pavo, roast beef magro y pollo en lugar de mortadela, pastrami, salami, carne molida o cualquier otra opción grasosa. Escoja un submarino o sándwich alargado de 6 pulgadas (15,24 cm), y cómalo solamente con el pan inferior más delgada y no con la porción de arriba. Añada abundantes verduras, y aderece con vinagre; evite o sea moderado con el aceite. Es mejor cortar todavía más calorías pidiéndolo en un *wrap* de lechuga o pan árabe.

En los restaurantes de comida rápida de pollo, escoja el pollo a la rotisserie (asado en un aparato giratorio) u horneado en lugar de frito. Remueva la piel y seque el pollo dándole palmadas con una servilleta. Drene el líquido de la ensalada de repollo (col), y no se coma el bollo o las papas.

Antes de zambullirse en una rebanada de pizza, coma una ensalada grande. Luego coma solo una rebanada de pizza, restringiéndose a la de pasta delgada o plana. Escoja tomates rechonchos y otros vegetales como ingredientes adicionales. Evite el salami especiado (pepperoni) y otros ingredientes adicionales de carne procesada, y pida la mitad del queso (de la misma manera que muchos piden doble queso). Finalmente, utilice una servilleta para remover el exceso de aceites del queso.

Restaurantes italianos

Comience con una sopa—minestrone, pasta fagioli o de tomate en caldo—y una ensalada grande. Limite el pan y el aceite de oliva, que tiene 120 calorías por cucharada. Las buenas opciones de plato fuerte incluyen pollo, pescado, mariscos, ternera o bistec a la parrilla. Evite platos fritos o parmesanos, como el pollo o la ternera a la parmesana. Pida que sus verduras sean cocidas al vapor, y evite la pasta o pida que se la cocinen al dente, lo cual hace que tenga un valor menor de índice glucémico. No coma pasta de más; la cantidad debería ser del tamaño de una pelota de tenis. Evite salsas cremosas llenas de grasa, la salsa de queso y el pesto.

Restaurantes mexicanos

Evite los totopostes (totopos) fritos sumergidos en aceite, y escoja la sopa de tortilla (sin la tortilla) o la sopa de judías negras (porotos o frijoles) como entremés. Tenga cuidado de los platos fuertes ahogados en queso fundido, lo cual automáticamente incrementa la cuenta de grasa. Escoja fajitas de pollo, res o camarón. Evite la tortilla y coma sus fajitas envolviéndolas en lechuga. Añada ingredientes tales como salsa, cebolla, lechuga, judías (frijoles o porotos) y guacamole. Evite el queso y la crema agria de ser posible, ya que estos restaurantes pocas veces sirven de las variedades libres de grasa. Con respecto a las judías (frijoles o porotos) escoja judías bayas o negras cocidas, pero no refritas, ya que son altas en grasa. Evite el arroz. Si hay ensalada disponible, disfrute una grande antes de su plato fuerte.

Restaurantes asiáticos

Estas suelen ser buenas opciones, siempre y cuando su carne o mariscos sean horneados, al vapor, escalfados o salteados al estilo chino (stir-fry). Cocer al vapor suele ser el método más saludable. En lugar de arroz frito o fideos fritos, escoja arroz integral. Si se lo permiten, sustituya una porción de arroz con verduras. Si eso no es posible, no coma más arroz que una porción del tamaño de una pelota de tenis. Evite lo agridulce, lo capeado frito o lo recocido (que es alto en grasa y en calorías) y las salsas aceitosas (p. ej.: la de pato). Como entremés puede escoger wonton o sopa de huevo cocido en lugar de rollos sofritos de huevo (rollos primavera). El sushi está bien; algunos restaurantes lo preparan con arroz integral.

Busque restaurantes que no usen GMS o que no se lo añadan a su plato. El GMS tiene varias reacciones potenciales. La más común es estimular su apetito, haciendo que vuelva a tener hambre en un par de horas. Sobre todo, el GMS puede llevar a padecer dolores de cabeza severos, palpitaciones en el corazón y respiración entrecortada (para más información sobre el GMS, consulte mi libro *Los siete pilares de la salud*).

Restaurantes de comida india

Muchos alimentos indios contienen grandes porciones de ghi (mantequilla clarificada) o aceite, así que es mejor encontrar un restaurante que esté dispuesto a limitar la cantidad que le agreguen a su plato. El pescado, el pollo, la res y los camarones son buenas opciones cocinados al estilo tanduri (asados) o a la parrilla. Evite alimentos y salsas fritos sumergidos en aceite como la salsa marsala y la salsa de curry, que son altas en grasa. Si tiene que comerlas, pídalas en un pequeño plato aparte. También es mejor evitar los panes; un elemento importante de la comida india. Sin embargo, si usted tiene que comer un poco, escoja pan horneado (*nan*) en lugar del frito *chapatis*.

Restaurantes estilo familiar

Los alimentos de estos restaurantes suelen ser altos en grasas; los platos principales suelen ser fritos. Las verduras suelen ir cargadas de salsa de carne reducida (gravy), mantequilla o aceite. Las buenas selecciones incluyen pollo, pavo o res horneada o asada a la parrilla con verduras al vapor. La sopa de verduras y una ensalada (con el aderezo aparte) también son buenas opciones. Evite los panecillos grandes, la mantequilla y las guarniciones fritas. Escoja judías (frijoles, porotos) como las peruanas, pintas o habichuelas (ejotes). Si tiene que tomar la salsa de carne reducida (gravy), pídala en un plato aparte y cómala con moderación. Aunque fui criado en la cocina sureña, he aprendido que sí puedo disfrutar los alimentos sin todas las opciones fritas y de salsas de carne reducidas (gravy).

> Jehová es mi fortaleza y mi escudo; en él confió mi corazón, y fui ayudado, por lo que se gozó mi corazón, y con mi cántico le alabaré.
> —SALMOS 28:7

UNA PALABRA FINAL

Comer saludablemente no es una dieta sino una manera de vivir. Así que siga esta manera de vivir todos los días. Habrá momentos en los que se deslice, especialmente en las vacaciones, cumpleaños, aniversarios, bodas y otras ocasiones especiales. No obstante, jamás se rinda. Simplemente vuelva al programa y usted comenzará nuevamente a quemar grasa y a desarrollar músculo.

Si llega a una meseta o si no puede bajar más de peso, simplemente evite los carbohidratos con un alto valor de índice glucémico, los cuales incluyen panes, pasta, papas, maíz, arroz, pretzels, bagels, galletas, cereales, palomitas, judías (frijoles o porotos), plátanos y fruta seca. Escoja verduras y frutas con un bajo índice glucémico. Si después de un mes o dos de hacerlo usted sigue siendo incapaz de adelgazar lo suficiente, usted deberá escoger verduras y ensaladas con bajo índice glucémico y evitar las frutas durante aproximadamente un mes hasta que pase la meseta. Luego reintroduzca las frutas de bajo índice glucémico.

Estoy orando para que Dios le dé la determinación y la fuerza de voluntad para seguir adelante con esta estrategia de alimentación. Usted no solamente bajará de peso, sino que también se mantendrá delgado. Al hacerlo, usted estará cuidando de su cuerpo, el templo de

Dios, y vivirá una vida plena y abundante para su gloria. ¡Coma bien y viva en salud divina!

Una oración de LA CURA BÍBLICA para usted

Señor, tú eres mi fuerza. Confío en que me ayudarás a tomar decisiones saludables para alcanzar y mantener un peso saludable incluso cuando esté lejos de casa o celebrando con familiares y amigos. Puedo clamar a ti cuando sea tentado, y tú estarás conmigo para ayudarme. Jamás me darás más de lo que pueda resistir. Declaro que caminaré en disciplina y me mantendré enfocado en mantener un estilo de vida saludable. En el nombre de Jesús, amén.

℞ Una receta de LA CURA BÍBLICA

Marque las opciones saludables que está dispuesto a tomar cuando coma fuera:

❏ Planificar con anticipación.
❏ Comer un refrigerio previamente o tomar suplementos de fibra PGX.
❏ Tomar la mitad de mi plato fuerte para llevar.
❏ Evitar el postre.
❏ Otro: _____

Escriba una oración pidiéndole ayuda a Dios para tomar decisiones sabias al comer fuera:

_____

_____

_____

Capítulo 5

EL PODER PARA CAMBIAR A TRAVÉS DE LA ACTIVIDAD

Dios lo ha hecho el amo de su cuerpo; ¡su cuerpo no es amo suyo! Demasiados de nosotros le permitimos a nuestro cuerpo que nos diga qué hacer. No obstante, Dios creó este cuerpo increíble para que sea su sirviente. El apóstol Pablo reveló su entendimiento de esta verdad cuando dijo: "Sino que golpeo mi cuerpo, y lo pongo en servidumbre, no sea que habiendo sido heraldo para otros, yo mismo venga a ser eliminado" (1 Corintios 9:27).

Dios le ha dado el poder de dominar sobre su cuerpo. Si usted le permitió que se saliera de forma, ¡es tiempo de ejercer su poder!

> No nos cansemos, pues, de hacer bien; porque a su tiempo segaremos, si no desmayamos.
> —GÁLATAS 6:9

La nutrición adecuada por sí sola no puede reducir su peso de manera suficiente o mantener su peso de manera adecuada. No obstante, la nutrición adecuada en combinación con ejercicio lo ayudará a alcanzar su meta de caminar en salud divina y vivir una vida larga y saludable.

Muévase

No hay mejor manera de complementar un programa de reducción de peso a través de dieta y suplementos que la actividad física. Ayuda a elevar el ritmo metabólico durante y después de la actividad. Lo faculta a desarrollar más músculo, lo cual eleva el ritmo metabólico todo el día; incluso mientras duerme. Disminuye la grasa corporal y mejora su capacidad de manejar el estrés a través de reducir el cortisol que es la hormona del estrés.

Tal actividad también eleva los niveles de serotonina, lo cual ayuda a reducir los antojos de dulces y carbohidratos. Ayuda a quemar la peligrosa grasa abdominal y mejora la capacidad de su cuerpo de manejar el azúcar. Finalmente, la actividad física regular incluso puede ayudar a controlar su apetito a través de incrementar sus niveles de serotonina, reduciendo el cortisol y disminuyendo los niveles de insulina (lo cual también decrece las probabilidades de resistencia a la insulina). En resumen, la actividad regular es extremadamente importante si quiere adelgazar y mantenerse esbelto.

Es importante acudir a su médico personal antes de iniciar un programa riguroso de ejercicio. Incluso si tiene consideraciones de salud, quizá se sorprenda de conocer que hay maneras en que puede volverse más activo. El ciclismo, la natación, bailar, ir de excursión y los deportes como el básquetbol, el balonvolea, el fútbol y el tenis todos son considerados aeróbicos. Lavar el coche a mano, trabajar en su jardín y podar el césped también califican. Un ejercicio aeróbico es simplemente algo que utiliza grandes grupos musculares del cuerpo y eleva el ritmo cardiaco a un rango que queme la grasa como combustible. Por eso es que el ejercicio aeróbico es una de las mejores maneras para perder grasa corporal.

Consejo de salud de LA CURA BÍBLICA
Los beneficios de la actividad regular

En caso de que necesite un recordatorio, aquí tiene algunos de los muchos beneficios que promueve la actividad regular:

- Reduce el riesgo de enfermedad cardiaca, derrame cerebral y el desarrollo de hipertensión.
- Ayuda a prevenir la diabetes tipo 2.
- Ayuda a protegerlo de desarrollar ciertos tipos de cáncer.
- Ayuda a prevenir la osteoporosis y coadyuva en mantener huesos saludables.
- Ayuda a prevenir la artritis y coadyuva en mantener articulaciones saludables.
- Desacelera el proceso general de envejecimiento.
- Mejora su humor y reduce los síntomas de ansiedad y depresión.
- Incrementa la energía y el estado de alerta mental.
- Mejora la digestión.
- Le da sueño más reparador.
- Lo ayuda a prevenir los resfriados y la influenza.
- Alivia el dolor.
- Promueve la pérdida de peso y reduce el apetito.

Pruebe la caminata vigorosa. La caminata vigorosa es la manera más sencilla y conveniente de ejercitarse aeróbicamente. Camine lo suficientemente vigoroso de modo que no pueda cantar, pero lo suficientemente lento para poder hablar. Esta es una manera sencilla de asegurarse de estar entrando en la zona de ritmo cardiaco objetivo. Los pacientes diabéticos con úlceras en los pies o entumecimiento en los pies quizá quieran evitar caminar e intentar el ciclismo, una máquina elíptica o actividades en la piscina siempre y cuando inspeccionen sus pies antes y después de la actividad.

Los ejercicios aeróbicos lo harán sentirse mejor de inmediato al poner más oxígeno en su cuerpo. También tonifican el corazón y los vasos sanguíneos, incrementan la circulación, estimulan el ritmo metabólico, mejoran la digestión y la eliminación, controlan la producción de insulina, estimulan la producción de neurotransmisores en el cerebro, mejoran el apetito y estimulan el sistema linfático, que ayuda a la remoción de material tóxico del cuerpo.

Sin importar la actividad que escoja, lo importante es que se mueva regularmente. No se dé una excusa para justificar una falta de actividad. Mientras busca maneras de incrementar su nivel de actividad, mantenga estos consejos en mente:

- Escoja algo que sea divertido y que pueda disfrutar. Jamás seguirá un programa de actividades si lo intimida o lo odia.
- Lleve zapatos y calcetines cómodos que le ajusten bien.
- Si es diabético tipo 1, necesitará trabajar con su doctor con el fin de pedirle que ajuste sus dosis de insulina a medida que incremente su actividad. Dése cuenta de que ejercitarse hará descender el nivel de azúcar en sangre; esto puede ser potencialmente peligroso en un diabético tipo 1.
- El Centro para el Control y la Prevención de Enfermedades recomienda la caminata vigorosa cinco días a la semana durante treinta minutos. Empiece caminando solamente diez minutos al día y gradualmente incremente su tiempo a treinta minutos.

Nivel de intensidad recomendada

Cada actividad requiere, o puede ser llevada a cabo a, diferentes niveles de intensidad. Dado lo cual, tiene sentido que cada persona que espere adelgazar tenga una intensidad ideal a la que él o ella deberían ejercitarse. Esto se llama su zona de ritmo cardiaco objetivo, lo cual generalmente va del 65 al 85% de su ritmo cardiaco máximo.

Para calcular el nivel inferior de esta zona, empiece restándole su edad a 220. Este es su ritmo cardiaco máximo. Por ejemplo, para alguien de cuarenta años la fórmula es:

$$220 - 40 = 180 \text{ latidos por minuto.}$$

Multiplique esta cifra por 65% para encontrar el extremo inferior de la zona de ritmo cardiaco objetivo:

$$180 \times 0,65 = 117 \text{ latidos por minuto.}$$

Para calcular el extremo superior de la zona, multiplique esta cifra por 85%:

$$180 \times 0,85 = 153 \text{ latidos por minuto.}$$

Así que, si usted tiene cuarenta años, deberá mantener su ritmo cardiaco entre 117 y 153 latidos por minuto al ejercitarse.

El ejercicio aeróbico de alta intensidad de hecho disminuye los niveles de insulina e incrementa los niveles de glucagón. Al reducir los niveles de insulina, usted comienza a liberar más grasa corporal almacenada, y por lo tanto quema grasa y no carbohidratos. Le recomiendo que mantenga un paso moderado a medida que se ejercite para mantener su cuerpo quemando grasa como combustible.

Cuando se ejercita al punto en que le falta el aliento severamente, usted ya no se está desempeñando aeróbicamente. En lugar de ello, ha cambiado a una actividad anaerobia, que quema glucógeno—azúcar almacenada—como combustible primario en lugar de grasa. Explicaré los beneficios de la actividad anaerobia un poco más tarde en este capítulo. Si está comenzando a ejercitarse y tiene pensado quemar grasa principalmente, necesita ejercitarse a una intensidad moderada de 65 a 85% de su ritmo cardiaco máximo. Este es el rango de quemado de grasa de su zona de ritmo cardiaco objetiva.

Cuando comience cualquier programa de actividades, le recomiendo que se ejercite alrededor del 65% de su ritmo cardiaco máximo. A medida que obtenga una mejor condición aeróbica, gradualmente incremente la intensidad a 70% de su ritmo cardiaco máximo. Después de unas semanas más, incremente a 75%, y así. Nunca podrá ejercitarse a 85% del ritmo máximo, especialmente si está resoplando. Asegúrese de que al incrementar la intensidad de su ejercicio, pueda seguir conversando con otra persona.

Músculos y metabolismo

¿Alguna vez ha pensado que tener un alto metabolismo era la bendición de otros pero no la suya? Ahora puede ser suya. Su ritmo metabólico depende de su masa muscular. Entre mayor sea su masa muscular, más alto será su ritmo metabólico. Si sus esfuerzos de dieta no incluyen ejercicio, es probable que comience a quemar masa muscular para suministrarle a su cuerpo aminoácidos y sabotear así sus esfuerzos para adelgazar al desacelerar su ritmo metabólico. El cuerpo entonces comenzará a quemar menos calorías y menos grasa. Entre más músculo lleve con usted, más alto será el ritmo metabólico y más grasa corporal almacenada quemará; incluso en reposo.

Los beneficios del ejercicio anaeróbico

El ejercicio anaeróbico como el culturismo, la carrera de velocidad y el entrenamiento de resistencia ayudará a incrementar la masa muscular libre de grasa; por lo tanto incrementa su ritmo metabólico.

Si el ejercicio es lo suficientemente intenso, se liberará hormona del crecimiento de la glándula pituitaria. Esto lleva a un incremento en el crecimiento muscular y mayor pérdida de grasa.

Sin embargo, para resultados máximos, el ejercicio deberá ser sumamente vigoroso y hacerlo hasta que suceda el agotamiento muscular o que simplemente ya no se pueda mover más. Esto estimula la liberación de una poderosa descarga de la hormona del crecimiento, lo cual ayuda a reparar y reconstruir los músculos que se estropearon durante el ejercicio. A medida que obtenga más masa muscular, su ritmo metabólico se eleva.

Sin embargo, una palabra de advertencia: si se pesa, la báscula probablemente no muestre una pérdida de peso dramática ya que de hecho la masa muscular que está añadiendo pesa más que la grasa que está reemplazando.

Yo aliento a mis pacientes a que no comiencen el entrenamiento de resistencia hasta que no tengan la rutina de caminar aproximadamente treinta minutos, cinco días a la semana. Si usted apenas está comenzando un programa de levantamiento de peso, le recomiendo que consulte a un instructor personal certificado quien desarrollará un programa balanceado de levantamiento de peso para usted.

A medida que se ejercite, asegúrese de mantener una postura apropiada y de levantar los pesos lentamente para evitar lesionarse. Debería llevar a cabo entre diez y doce repeticiones por set. Al iniciar su entrenamiento de resistencia, le recomiendo solamente llevar a cabo un set por actividad para reducir. A medida que obtenga una mejor condición a lo largo del tiempo, puede incrementar dos o tres sets por actividad.

El incremento en azúcar y almidón inhibirá la liberación de la hormona del crecimiento y es contraproducente. Por lo tanto, antes de una sesión de ejercicio, evite los bocadillos que sean altos en azúcar o carbohidratos ya que no tendrá la ventaja de esta poderosa hormona para la pérdida de grasa y ganancia muscular.

> Confortará mi alma; me guiará por sendas de justicia por amor de su nombre.
> —Salmos 23:3

El entrenamiento de intervalos de alta intensidad (HIIT, por sus siglas en inglés) también puede ser un ejercicio anaeróbico eficaz. HIIT simplemente es alternar entre fuertes estallidos breves de ejercicio y breves tramos de ejercicios de intensidad más baja o descanso, usualmente durante un periodo de menos de veinte minutos. Varios estudios en años recientes han probado que esta es una manera eficaz de mejorar no solamente la salud cardiovascular general, sino también su habilidad de quemar grasa más rápido. Un estudio en la Universidad de Guelph en Ontario, Canadá, descubrió que seguir una sesión de entrenamiento a intervalos con una hora de ciclismo moderado incrementaba la cantidad de grasa quemada 36%.[1]

Yo personalmente hago HIIT tres veces a la semana. Caliento en la máquina elíptica entre cinco y diez minutos. Luego hago sesenta segundos de entrenamiento de alta intensidad con alta resistencia y tan rápido como puedo. Luego disminuyo la resistencia y la velocidad a un nivel menor durante un minuto. Continúo con este patrón durante veinte minutos o más.

Las sesiones de ejercicio anaeróbicas de alta intensidad obviamente han probado su valor. Sin embargo, le sugiero que espere a realizar HIIT, sin importar su pasado de ejercitación, hasta que haya realizado consistentemente alguna actividad de intensidad moderada durante varios meses. Prefiero verlo sostener el impulso a largo plazo más que verlo agotarse, no por comer los alimentos incorrectos, sino simplemente porque quiso apresurarse más rápido a la línea de meta. Asegúrese de hacerse un examen físico con ECG y/o una prueba de esfuerzo antes de comenzar HIIT.

Consejo de salud de **LA CURA BÍBLICA**
El método Tabata

Un nuevo estilo popular de HIIT es Tabata, un régimen de ejercicios creado por Izumi Tabata que utiliza veinte segundos de ejercicio de alta intensidad seguidos por diez segundos de reposo, que se repiten en ocho ciclos. Una rutina alternativa utiliza tres minutos de calentamiento, seguidos de sesenta segundos de ejercicio de alta intensidad, seguidos por setenta y cinco segundos de descanso, que se repiten durante ocho a doce ciclos.

¿CUÁNTO EJERCICIO ES SUFICIENTE?

Los Centros de Control y Prevención de Enfermedades (CDC) y los Institutos Nacionales de Salud (NIH) recomiendan que los adultos necesitan dos tipos de actividad física cada semana: aeróbica y de fortalecimiento muscular. Para la actividad aeróbica recomiendan dos horas y media de actividad aeróbica de intensidad moderada (caminata vigorosa, aeróbics acuáticos, andar en bicicleta en suelo plano, jugar dobles en tenis, empujar una podadora, etcétera) cada semana, o una hora y quince minutos de un ejercicio vigoroso (correr, nadar largos, montar una bicicleta rápidamente o sobre colinas/pendientes, jugar tenis en singles, jugar básquetbol, etcétera) a la semana. Para ejercicio que fortalezca los músculos, que yo llamo ejercicio de resistencia, recomiendan dos o más días a la semana, trabajando todos los grupos musculares importantes (piernas, cadera, espalda, abdomen, pecho, hombros y brazos).[2]

Yo recomiendo dividir la actividad aeróbica como sigue: si solamente puede realizar actividades de intensidad moderada, intente caminar vigorosamente treinta minutos al día, cinco días a la semana. Si puede manejar una actividad más vigorosa, trote durante veinticinco minutos al día, tres días a la semana. O puede dividirlo todavía más: trate caminar diez minutos, tres veces al día, cinco días a la semana.

Supervísese

Creo en supervisarse a uno mismo. Una manera excelente de monitorear los pasos que da durante el día es utilizar un podómetro. Típicamente una persona camina entre tres mil y cinco mil pasos al día. Para mantenerse en forma, establezca una meta de diez mil pasos, o aproximadamente cinco millas (8,05 km). Para adelgazar, tenga el objetivo de llegar a entre doce mil y quince mil pasos al día.

Antes de realizar cualquier actividad, asegúrese de haber comido entre dos o tres horas antes o de haber tomado un refrigerio saludable entre treinta y sesenta minutos previamente. Nunca es bueno ejercitarse estando hambriento; puede terminar quemando proteína muscular como energía; la cual es un combustible sumamente caro. Recuerde: perder músculo disminuye su ritmo metabólico.

> Porque sacia al alma menesterosa, y llena de bien al alma hambrienta.
> —Salmos 107:9

La importancia del sueño

Otra manera de estimular la liberación de la hormona del crecimiento para desarrollar músculo es dormir bien por la noche. La hormona del crecimiento se secreta durante la etapa tres y la etapa cuatro de sueño, lo cual sucede durante el primer par de horas después de haber conciliado el sueño.

Si llega a una meseta

Si adelgaza de manera constante y de pronto parece llegar a una meseta, el ejercicio lo ayudará. Al incrementar la frecuencia y duración del ejercicio, puede pasar de largo esa meseta y seguir adelgazando. Trate de incrementar su tiempo de ejercicio gradualmente de treinta a cuarenta y cinco minutos. Estas últimas libras (kilos) necias pronto comenzarán a derretirse.

SEA UN BUEN MAYORDOMO DEL REGALO QUE ES SU CUERPO

Su cuerpo es un don maravilloso. Con la ayuda de Dios puede ponerlo en forma, sentirse mejor y lucir fabuloso. Decida en este momento poner en práctica estos consejos acerca del ejercicio, y sobre todo, a mantenerse en ellos. Recuerde, todos caen, pero se requiere un individuo con valentía para ponerse nuevamente de pie. Usted tendrá sus altas y sus bajas, todos las tenemos. Pero aguante. Manténgase. ¡En poco tiempo usted lucirá como la persona que siempre ha soñado en llegar a ser!

Una oración de **LA CURA BÍBLICA** *para usted*

Señor, rindo todas mis preocupaciones a ti. Dame el poder de una vida disciplinada. Gracias por el don de mi cuerpo. Me doy cuenta de que es un templo del Espíritu Santo y que debo ser un buen mayordomo de él. Cada vez que me desaliente o quiera renunciar, por favor acompáñame para levantarme y ponerme de nuevo en el camino. Te rindo el cuidado de mi cuerpo a ti y a tu sabiduría maravillosa. En el nombre de Jesucristo, amén.

Una receta de LA CURA BÍBLICA

Marque los cambios de manera de vivir que está dispuesto a hacer para lograr adelgazar:

❏ Ejercitarme regularmente. El tipo de ejercicio que usted escogerá es:

_____

_____

❏ Dormir lo suficiente.

❏ Iniciar un programa de fortalecimiento.

❏ Otro: _____

Escriba una oración pidiéndole a Dios ayuda para hacer estos cambios de manera de vivir.

_____

_____

_____

Escriba una oración de compromiso pidiéndole ayuda a Dios para mantenerse fiel a un programa de ejercicio. También pídale a su cónyuge o a un amigo para ejercitarse con usted. Un compañero al cual rendirle cuentas incrementa el éxito de cualquier programa para adelgazar.

_____

_____

_____

Capítulo 6

LOS SUPLEMENTOS QUE APOYAN LA PÉRDIDA DE PESO

Su cuerpo es el templo del Espíritu de Dios. El apóstol Pablo escribió: "¿O ignoráis que vuestro cuerpo es templo del Espíritu Santo, el cual está en vosotros, el cual tenéis de Dios, y que no sois vuestros? Porque habéis sido comprados por precio; glorificad, pues, a Dios en vuestro cuerpo y en vuestro espíritu, los cuales son de Dios" (1 Corintios 6:19-20).

Su cuerpo también es la creación más increíble de todo el universo. Todo el dinero del mundo no podría reemplazarlo. Es el regalo asombroso de Dios y un lugar apropiado para albergar su propio Espíritu. Ya que su cuerpo fue creado como el templo del Espíritu de Dios, es importante entender que usted y yo somos meramente mayordomos de este don que Dios nos ha dado.

Si usted saliera hoy y se comprara un Mercedes-Benz o un Porsche, sin duda lo puliría y le pondría la mejor gasolina y el mejor aceite; tratándolo con el respeto que merece una máquina tan fina. Usted también puede honrar a Dios en su cuerpo a través de tratarlo con el respeto y el cuidado que requiere un regalo tan maravilloso.

Al darle a su cuerpo los nutrientes, vitaminas y minerales que necesita para funcionar a su máximo desempeño, usted le traerá honor a Dios al cuidar de su cuerpo apropiadamente: el templo que Él creó en la tierra para albergar su propio Espíritu.

¿Qué es lo que su cuerpo está tratando de decirle?

Su cuerpo increíble es tan sofisticado que está programado para señalarle que necesita un nutriente o una vitamina que no le ha suplido. Estas señales vienen en la forma de antojos. ¿Alguna vez tenía que tomarse un vaso de jugo de naranja? Su cuerpo probablemente le estaba diciendo a su cerebro que necesitaba más vitamina C.

> Pero los que esperan a Jehová tendrán nuevas fuerzas; levantarán alas como las águilas; correrán, y no se cansarán; caminarán, y no se fatigarán.
> —Isaías 40:31

Los antojos pueden venir después de una comida cuando el cuerpo se da cuenta de que aunque ha sido alimentado, no ha recibido lo suficiente de los nutrientes esperados. Con demasiado frecuencia, en lugar de discernir el antojo apropiadamente, simplemente llenamos nuestro cuerpo de más alimentos no nutritivos. Por lo tanto, los antojos regresan, y respondemos nuevamente con más comida chatarra. Esto se vuelve un círculo vicioso, engordamos y nuestro cuerpo sufre la carencia de una nutrición real.

Si experimenta tales antojos, es probable que su cuerpo de hecho esté ligeramente desnutrido. Las vitaminas, los minerales y los suplementos son vitales en el mundo actual para darle el combustible apropiado a nuestro cuerpo. Verá, los agricultores de antaño sabían que para que la tierra supliera los alimentos que produce con rico suministro de vitaminas y minerales, debía descansar o permanecer inactiva. En otras palabras: debe permanecer sin ser utilizada cada cierto número de años. En el mundo actual de la agricultura de alta tecnología, esto ya no sucede. Por lo tanto, nuestros suministros alimenticios de hecho carecen de las vitaminas, los minerales y los nutrientes que nuestro cuerpo necesita para mantener una buena salud. Así que le damos a nuestro cuerpo más y más comida, pero siguen careciendo de vitaminas y nutrientes. Allí es donde los suplementos pueden zanjar la brecha.

Sustancias naturales para usted

Exploremos algunas de estas sustancias naturales que pueden promover salud y vitalidad a medida que usted derrota la obesidad en su vida. Como hay muchas causas para la obesidad, recomiendo suplementos nutricionales seguros que funcionan a través de diferentes mecanismos como agentes termogénicos, supresores naturales de apetito que incrementan la saciedad, suplementos que incrementan la sensibilidad a la insulina y productos energéticos. También consideraremos algunos de los suplementos disponibles que usted deberá evitar a medida que toma los pasos necesarios para alcanzar su peso ideal.

Vitaminas y minerales

Un buen multivitamínico y multimineral. Es importante estar seguro de obtener un buen suministro de las diferentes vitaminas que su cuerpo necesita, especialmente si carece de ellas. La mayoría de los multivitamínicos contienen solamente doce vitaminas en su forma inactiva. Usted quizá quiera escoger un multivitamínico que pueda tomar dos o tres veces al día. Para evitar que nuestras glándulas suprarrenales se agoten, necesitamos suplementar nuestras dietas diariamente con cantidades adecuadas de vitaminas del complejo B. El multivitamínico Divine Health Active Multivitamin tiene la forma activa de vitaminas, minerales quelados y antioxidantes en una fórmula integral balanceada.

Escoger un suplemento de minerales es un poco más difícil que escoger un suplemento de vitaminas, y algunas veces es más costoso. Busque un suplemento de minerales que sea quelado más que uno que contenga sales minerales. El quelado es el proceso de envolver un mineral con una molécula orgánica, como un aminoácido, que incrementa dramáticamente la absorción (vea el Apéndice B).

Suplemento Green Supreme Food. Este suplemento contiene quince frutas orgánicas, verduras y superalimentos, así como prebióticos, fibra, antioxidantes y fitonutrientes. Ayuda a energizar, desintoxicar y crear un ambiente alcalino en el tejido, ayudándolo a adelgazar.

Agentes termogénicos (que queman grasa)

El término *termogénico* describe los medios naturales del cuerpo para elevar su temperatura con el fin de quemar más calorías. Más específicamente, la termogénesis es el proceso de disparar el cuerpo para quemar grasa corporal blanca, que es el tipo de grasa que a menudo acumulamos a medida que envejecemos. Así que los agentes termogénicos son entonces quemadores de grasa que ayudan a incrementar el ritmo de la degradación de la grasa corporal blanca. Gracias a Dios, la mayoría de los agentes termogénicos poco seguros ya han sido retirados del mercado.

Té verde. El té verde y el extracto de té verde son mis suplementos favoritos para adelgazar. El té verde ha sido utilizado durante miles de años en Asia como infusión y como medicina herbal. Tiene dos ingredientes clave: una catequina llamada galato de epigalocatequina (EGCG) y cafeína. Ambos llevan a la liberación de más epinefrina, que luego incrementa el ritmo metabólico. Finalmente el té verde promueve la oxidación de las grasas, que es quemar grasas. También incrementa el ritmo al que usted quema calorías a lo largo de un periodo de veinticuatro horas.

Una dosis diaria eficaz de EGCG es de 90 miligramos (1,39 granos) o más, que se pueden consumir al beber tres o cuatro tazas de té verde al día. No le añada azúcar, miel o edulcorantes artificiales, aunque puede utilizar el edulcorante natural stevia. Además de beber té verde, recomiendo un suplemento de 100 miligramos (1,54 granos) de té verde tres veces al día (vea el Apéndice B).

> Por demás es que os levantéis de madrugada, y vayáis tarde a reposar, y que comáis pan de dolores; pues que a su amado dará Dios el sueño.
> —SALMOS 127:2

Extracto de grano de café verde. Un estudio controlado con placebo reportó en enero de 2012 que el extracto del grano de café verde produce pérdida de peso en 100% de los participantes con sobrepeso. Durante veintidós semanas, a los participantes se les administraron 350 miligramos (5,40 granos) de extracto de grano de café verde dos veces al día. No cambiaron sus dietas, que promediaban 2 400 calorías al día, pero quemaron 400 calorías al día a través de ejercicio. La pérdida de peso promedio fue de 17,6 libras (7,98 kg), con algunos sujetos adelgazando 22,7 libras (10,3 kg), y no hubo efectos secundarios.[1]

El fitonutriente clave del extracto de grano de café verde es el ácido cafeico, el cual tiene la capacidad de reducir la ingesta de glucosa, grasas y carbohidratos de los intestinos y, por lo tanto, reduce la absorción de calorías. También tiene efectos positivos en la manera en que su cuerpo procesa la glucosa y las grasas y ayuda a disminuir los niveles de azúcar e insulina en sangre. Al beber café no se obtiene el mismo efecto. A causa del tostado, la mayor parte del ácido cafeico del café es destruido. En comparación, el extracto es mucho mejor. El extracto de grano de café verde debería contener 45% o más de ácido cafeico. Además de—o en lugar de—beber café, recomiendo tomar 400 miligramos (6,17 granos) de extracto de grano de café verde treinta minutos antes de cada comida (vea el Apéndice B).

Meratrim. El Meratrim es una mezcla de dos extractos herbales que, como ha sido demostrado, reduce significativamente el peso corporal, el IMC y la medida de la cintura en ocho semanas al usarlo con una dieta y un plan de ejercicios. Los estudios muestran que 400 miligramos (6,17 granos) de Meratrim dos veces al día, treinta minutos antes del desayuno y treinta minutos antes de la cena, lograron estos resultados a través de interferir con la acumulación de grasa al mismo tiempo de incrementar el quemado de grasa (vea el Apéndice B).[2]

Apoyo tiroideo

Todos los pacientes obesos deberían ser evaluados para detectar hipotiroidismo, utilizando pruebas como los análisis de TSH en sangre, T3 libre, T4 libre y anticuerpos anti-TPO, para descartar tiroiditis de Hashimoto, la causa más común de un bajo funcionamiento de la tiroides. Si un paciente tiene baja temperatura corporal (menos de 98 ºF [36,67 ºC]), es muy probable que tenga un metabolismo lento y que tenga una lenta función tiroidea. Es especialmente importante optimizar el nivel en sangre de T3 libre para mejorar el ritmo metabólico. El rango normal de T3, según el laboratorio que yo uso es de 2,1 a 4,4. Trato de optimizar el nivel de T3 a un rango de 3,0 a 4,2 al utilizar tanto tiroxina (T4) como triyodotironina (T3). Algunas veces puedo optimizar los niveles de T3 con suplementos naturales incluyendo Metabolic Advantage o suplementos de yodo. También suelo realizar una prueba de laboratorio para ver si el paciente está bajo en yodo antes de iniciar con suplementos de yodo. Según la Asociación Estadounidense de la Tiroides, 40% de la población mundial está en riesgo de deficiencia de yodo.[3]

Supresores de apetito

Estos suplementos generalmente actúan en el sistema nervioso central para reducir el apetito o generar una sensación de saciedad. Aunque algunos medicamentos de esta categoría incluyen la fenilpropanolamina que conlleva ciertos riesgos (encontrada en productos como Dexatrim), he descubierto unos nuevos suplementos naturales seguros que son supresores del apetito extremadamente eficaces.

L-triptofano y 5-HTP. Estos son aminoácidos que ayudan al cuerpo a elaborar serotonina. La serotonina es coadyuvante en el control de los antojos de carbohidratos y azúcar. El L-triptofano y la 5-HTP también funcionan como antidepresivos naturales. Si está tomando medicamentos para la migraña llamados triptanos o SSRI (inhibidores selectivos de la recaptación de serotonina), usted debería hablar con su médico antes de tomar cualquiera de estos suplementos. La dosis típica de L-triptofano es de 500 a 2 000 miligramos (7,72 a 30,86 granos) a la hora de irse a dormir. Para la 5-HTP suele ser entre 50 y 100 miligramos (0,77 a 1,54 granos) una a tres veces al día o 100 a 300 miligramos (1,54 a 4,63 granos) al irse a la cama. Serotonin Max es un suplemento excelente que ayuda a estimular los niveles de serotonina naturalmente (vea el Apéndice B).

L-tirosina, N-acetil L-tirosina y L-fenilalanina. Estos son aminoácidos naturales que se encuentran en numerosos alimentos proteínicos, incluyendo queso cottage, pavo y pollo. Ayudan a elevar los niveles de norepinefrina y dopamina en el cerebro, que ayuda a disminuir el apetito y los antojos, además de que mejora su humor. Las dosis de L-tirosina, N-acetil L-tirosina y L-fenilalanina pueden variar entre 500 a 2 000 miligramos (7,72 a 30,86 granos) al día (algunas veces más alto), pero deben tomarse con el estómago vacío. Prefiero la N-acetil L-tirosina para la mayoría de mis pacientes ya que el cuerpo lo absorbe mejor que la L-tirosina o la L-fenilalanina. Típicamente inicio a los pacientes con 500 a 1 000 miligramos (7,72 a 15,43 granos) de N-acetil L-tirosina, tomados 30 minutos antes del desayuno y treinta minutos antes de la comida. No recomiendo tomar ninguno de estos suplementos entrada la tarde porque pueden interferir con el sueño (vea el Apéndice B).

Suplementos para incrementar la saciedad

Los suplementos de fibra y los alimentos altos en fibra incrementan los sentimientos de saciedad al utilizar diferentes mecanismos. La fibra desacelera el paso de los alimentos a lo largo del tracto digestivo, reduce la absorción de azúcares y almidones en el estómago, y expande y llena el estómago; apagando el apetito. Aunque la Asociación Estadounidense de Cardiología y el Instituto Oncológico Nacional recomiendan 30 gramos (1 oz.) o más de fibra al día, el estadounidense promedio solamente consume entre 12 y 17 gramos (0,42 a 0,6 oz.).[4]

Cuando se trata de adelgazar y manejar los niveles de azúcar en sangre, un poco de fibra ayuda mucho. Un estudio encontró que consumir 14 gramos (0,49 oz.) extra de fibra soluble al día por solamente dos días estaba asociado con una reducción de 10% de la ingesta calórica.[5] Los suplementos de fibra soluble incrementan significativamente la satisfacción posterior a la alimentación y deberían tomarse antes de cada comida para ayudar en la pérdida de peso. La fibra soluble reduce el azúcar en la sangre, desacelerando la digestión y la absorción de azúcares y carbohidratos. Esto permite una elevación más gradual del nivel de azúcar en sangre, que reduce el índice glucémico de los alimentos que come. Esto ayuda a mejorar los niveles de azúcar en sangre.

La fibra que prefiero para los pacientes de pérdida de peso es la PGX. Comienzo con una cápsula, tomada con entre 8 a 16 onzas (236,6 a 473,2 ml) de agua antes de cada comida y refrigerio, y luego gradualmente incremento la dosis de dos a cuatro cápsulas hasta que los pacientes puedan controlar su apetito. Siempre tome PGX con los alimentos y refrigerios vespertinos.

Además de la PGX, otra fibra excelente para adelgazar es glucomannan, hecha de la raíz asiática konjac. Glucomannan es cinco veces más eficaz en reducir el colesterol al compararla con otras fibras como psyllium, la fibra de avena o la goma guar. Como se expande diez veces su tamaño original al colocarla en agua es un suplemento excelente que tomar antes de una comida para reducir su apetito ya que se expande en su estómago, pero debe tomarse con 16 onzas (473,2 ml) de agua o té negro o verde sin edulcorar (vea el Apéndice B).

Suplementos para incrementar la producción de energía

La L-carnitina es un aminoácido que ayuda a nuestro cuerpo a convertir los alimentos en energía al transportar los ácidos grasos a la mitocondria, que funciona como las fábrica de energía de nuestras células al quemar ácidos grasos para obtener energía. Los seres humanos sintetizan muy poca carnitina, así que es probable que requiera suplementarla desde fuentes externas. Esto se aplica especialmente a los individuos obesos y de edad avanzada, quienes suelen tener niveles de carnitina más bajos que el segmento de la población de peso promedio. Como se podría esperar, lo individuos con insuficiente carnitina tienen una mayor dificultad para quemar grasa para obtener energía.

> Porque el reino de Dios no es comida ni bebida, sino justicia, paz y gozo en el Espíritu Santo.
> —ROMANOS 14:17

La leche, la carne como el carnero y el cordero, el pescado y el queso son buenas fuentes de L-carnitina. En forma de suplemento, recomiendo tomar una combinación de L-carnitina y acetil-L-carnitina, ácido lipoico, PQQ (pirroloquinolina quinona) y un suplemento para estimular el glutatión. La mejor hora para tomar estos suplementos es en la mañana y temprano por la tarde (antes de las 3:00 p. m.) con el estómago vacío. Si los toma un poco más tarde, estos suplementos pueden afectar su sueño. Los suplementos de té verde y la N-acetil L-tirosina también ayudan a incrementar su energía.

Otros suplementos comunes para ayudarlo con la pérdida de peso

Irvingia. La irvingia es un árbol frutal que se cultiva en las junglas de Camerún en África. La irvingia gabonensis ayuda a volver a sensibilizar sus células a la insulina. Parece ser capaz de revertir la resistencia a la leptina a través de disminuir los niveles de proteína C-reactiva (PCR), un mediador inflamatorio. La leptina es una hormona que le dice a su cerebro que ha comido lo suficiente y que es tiempo de detenerse. También mejora la capacidad de su cuerpo para utilizar la grasa como fuente de energía. Uno también necesita zinc, 12 a 15 miligramos (0,18 a 0,23 granos) al día, lo cual se encuentra presente en la mayoría de los multivitamínicos amplios, con el fin de que la leptina funcione de manera óptima.

Gracias a los estilos de vida sedentarios de los estadounidenses y sus elecciones de alimentos con alto índice glucémico, muchos pacientes con sobrepeso y obesos han adquirido resistencia a la leptina. Como resultado, esta hormona ya no trabaja apropiadamente en su cuerpo. De modo similar a la resistencia a la insulina, la resistencia a la leptina es una condición inflamatoria crónica que contribuye con el aumento de peso. Es crucialmente importante seguir el programa de dieta antiinflamatoria que he descrito en este libro. Simplemente el hecho de reducir los alimentos inflamatorios habilitan a la mayoría para comenzar perder grasa abdominal y también permite que la leptina funcione de manera óptima. La dosis generalmente recomendada es de 150 miligramos (2,31 granos) de extracto estandarizado de Irvingia dos veces al día, treinta minutos antes de comer y cenar.

7-keto-DHEA. Derivado de la hormona dehidroepiandrosterona (DHEA) la 7-keto-DHEA es tomada para ayudar a incrementar el metabolismo de una persona para ayudarlo a adelgazar. A diferencia de su "hormona madre", la DHEA, que es producida por glándulas cerca de los riñones, la 7-Keto-DHEA no afecta los niveles de hormonas sexuales en el cuerpo.[6] El suplemento también se utiliza para mejorar la masa corporal libre de grasa, desarrollar músculo, estimular el sistema inmune, mejorar la memoria y desacelerar el envejecimiento, aunque hay evidencia científica limitada que apoye todos esos beneficios.[7] No obstante, la 7-keto-DHEA ha demostrado incrementar el descanso del ritmo metabólico en los que ya están haciendo dieta y ejercicio regular. Un estudio de ocho semanas descubrió que los que tomaron 100 mg (1,54 granos) de 7-keto-DHEA dos veces al día bajaron alrededor de seis libras (2,72 kg) mientras que los que recibieron un placebo bajaron un poco más de dos libras.[8] No se encontró que el suplemento tuviera ningún efecto secundario adverso después de una serie de evaluaciones toxicológicas. Un estudio de seguridad publicado en *Clinical Investigative Medicine* [Medicina clínica de investigación] indicó que la 7-keto-DHEA era segura para el consumo humano en dosis de 200 mg (3,09 granos) al día por hasta cuatro semanas. La seguridad del uso interno más allá de cuatro semanas es desconocido.[9]

La controversia de la hoodia. La hoodia es una planta sudafricana similar a un cactus que puede ayudar a suprimir el apetito. Inicialmente fue usada por los líderes tribales para ayudarlos a hacer largos viajes sin tener hambre, varias fuentes citan miles de años de historia bosquimana para verificar su eficacia. Aunque estos cazadores tribales obviamente no condujeron estudios científicos para probar que la hoodia es un supresor del apetito eficaz, un estudio clínico llevado a cabo por una empresa llamada Phytopharm encontró que los individuos que consumieron la planta comieron 1 000 calorías menos al día, que los que no tomaron hoodia.[10] Uno de los investigadores de la empresa, el Dr. Richard Dixey, explicó que la hoodia contiene una molécula diez veces más activa que la glucosa.[11] No obstante, el problema es el siguiente: Cuando las noticias de este supuesto suplemento milagroso llegaron a los medios, docenas (si no es que cientos) de empresas comenzaron a comercializar hoodia; sin agregarle hoodia real a sus productos. El resultado fue que se "produjo" más hoodia en un solo año que en toda la historia africana: bastante poco probable por decir lo menos. Incluso el día de hoy es posible que mucho de lo que se vende en los Estados Unidos contenga variaciones de hoodia ineficaz o nada de hoodia. Así que tenga cuidado de caer presa de los esquemas de comercialización con esta sustancia.

No existe la bala mágica

No existe la píldora mágica para adelgazar. Los científicos han estado buscando "La píldora para terminar con todas las dietas" durante años, y no se ha encontrado ninguna bala mágica. Ha habido varios intentos, incluyendo el popular fen-phen allá en la década de 1990. Aunque algunos individuos adelgazaron, después de solamente unos años un pequeño porcentaje de usuarios murió de una enfermedad rara llamada hipertensión pulmonar primaria. Esto afectó a varios pacientes entre cien mil; cerca de la mitad de ellos finalmente requirieron un trasplante de corazón/pulmón para sobrevivir. La sustancia finalmente fue removida, y varios años más tarde otra cura milagrosa pareció emerger. Combinar efedra con cafeína parecía ser una poderosa fórmula para reducir el apetito y quemar grasa. Pero con el tiempo la seguridad de la efedra también fue puesta en tela de juicio. Ha sido vinculada con efectos secundarios severos incluyendo arritmias, ataque cardiaco, derrame cerebral, hipertensión, psicosis, convulsiones e incluso la muerte.

Debido a preocupaciones de seguridad, en 2004 la FDA (Administración de Medicamentos y Alimentos de los Estados Unidos de América, por sus siglas en inglés) prohibió los productos de efedra en los Estados Unidos. Aunque una corte federal más tarde levantó la prohibición, las empresas se revuelven a su alrededor vendiendo extractos que contienen poca o nada de efedrina. Y algunas hierbas relacionadas, como la naranja amarga (citrus aurantium) y la bala, permanecen en el mercado. Al igual que la efedra, los suplementos de naranja amarga han sido vinculados con derrame cerebral, ataque cardiaco, angina de pecho, paro cardiaco, arritmias ventriculares y la muerte. Estos productos son potencialmente letales. No los recomiendo a menos que se tomen bajo la dirección y supervisión cercana de un médico entendido en el tema.

Un hecho de salud de LA CURA BÍBLICA
Efectos secundarios del orlistat y el Hydroxicut

Orlistat, una de las píldoras más comunes de venta libre para adelgazar, puede provocar cambios en los movimientos intestinales de sus usuarios. Estos cambios, que provienen de la grasa sin digerir que pasa por el sistema digestivo, pueden incluir gas con descarga aceitosa, deposiciones sueltas o diarrea, movimientos intestinales más frecuentes y urgentes, y movimientos intestinales difíciles de controlar. Los productos de Hydroxycut fueron retirados del mercado en mayo de 2009 luego de informes de falla hepática y enfermedad hepática mortal en individuos que tomaron los productos para bajar de peso. Según la *World Journal of Gastroenterology* [Revista científica mundial de gastroenterología], un ingrediente en el Hydroxycut proveniente de una fruta llamada garcinia cambogia (tamarindo malabar) provocaba la enfermedad del hígado y la falla hepática.[12]

Entre otras hierbas de preocupación está la aristolochia, que se encuentra en algunos suplementos chinos para adelgazar y que probablemente ni siquiera aparezca en la lista de ingredientes. La aristolochia es una toxina renal y carcinógena conocida en los humanos. También hay productos que contienen usnea (ácido úsnico), un liquen para adelgazar que puede provocar toxicidad hepática severa. Además, se ha descubierto que algunas píldoras brasileñas para adelgazar han sido contaminadas con anfetaminas y otros medicamentos de prescripción.[13]

Un suplemento para adelgazar es un producto nutricional o hierba que tiene el propósito de coadyuvar con una alimentación saludable y su plan de actividades con la meta final de adelgazar. Un suplemento acompaña; no reemplaza. No se deje engañar por comercialización astuta que prometa lo contrario. Los suplementos dietéticos y para la pérdida de peso no están sujetos a los mismos estándares que los medicamentos de prescripción o de venta libre. Pueden ser comercializados con solamente una prueba básica de seguridad o eficacia.

> De modo que si alguno está en Cristo, nueva criatura es; las cosas viejas pasaron; he aquí todas son hechas nuevas.
> —2 Corintios 5:17

Una elección de manera de vivir

Aunque haya algunos productos cuestionables en el mercado, hay una variedad de suplementos de venta libre para adelgazar que son seguros y eficaces. Algunas personas pueden encontrar que incorporar una combinación de estos en su plan de alimentación y de actividades físicas funciona todavía mejor. Otros quizá no necesiten tomar ningún suplemento. La mayoría de mis pacientes con sobrepeso y obesos han descubierto que tomar una combinación de extracto de té verde, extracto de grano de café verde e irvingia (vea el Apéndice B) junto con ciertos aminoácidos (como Serotonin Max y N-acetil L-tirosina) y suplementos de fibra PGX antes de cada comida y de cada refrigerio (especialmente en la noche) los ha ayudado a librarse de algunas libras (kilos) y controlar su apetito (vea el Apéndice B).

Si usted sigue experimentando problemas para controlar su apetito o batalla con antojos de alimentos, energía reducida o resistencia a la insulina, probablemente requiera tomar uno o más de los suplementos que acabo de reseñar. Lo mismo es cierto si no se siente lleno o satisfecho después de una comida o si tiene bajos niveles hormonales.

No obstante, le recuerdo que los suplementos son solo eso:

suplementos, y no píldoras mágicas. La verdad es que no hay atajos para adelgazar y mantenerse esbelto. Una nueva manera de vivir que incluya buena nutrición, ejercicio, suplementos y diligencia constante es la mejor manera de vencer la obesidad. Las vitaminas y los suplementos que he sugerido pueden ayudarlo, pero solamente usted puede decidir iniciar una nueva manera de vivir llena de salud, vitalidad y ¡lo mejor de Dios! Tome esa determinación en este mismo momento.

Una oración de LA CURA BÍBLICA para usted

Señor, gracias por las vitaminas y los suplementos que me pueden ayudar a combatir la obesidad. Ayúdame a ser diligente en seguir un plan para vencer la obesidad y tener una manera de vivir que sea saludable guiado por tu Espíritu y planear vivir en salud divina. Amén.

Una receta de LA CURA BÍBLICA

Marque los pasos que está dispuesto a tomar:

❏ Tomar un multivitamínico.
❏ Beber té verde o extracto de té verde.
❏ Usar fibra.
❏ Tomar extracto de grano de café verde.
❏ Otro:

Describa las maneras diligentes en que está viviendo en salud divina:

_____

_____

_____

Capítulo 7

EL PODER PARA CAMBIAR A TRAVÉS DE LA FE EN DIOS

No existe mayor amor en el universo que el amor que Dios siente por usted. No importa lo que haya hecho o se haya negado a hacer, Él lo ama más de lo que usted jamás se podrá imaginar. Y Él anhela revelarle su amor en cada lugar de su necesidad emocional. Él tiernamente lo llama—incluso en este mismo momento—pidiéndole que le entregue todas las heridas, el dolor escondido y las decepciones que ha estado llevando con usted. La Biblia nos instruye: "Echando toda vuestra ansiedad sobre él, porque él tiene cuidado de vosotros" (1 Pedro 5:7).

Mire nuevamente lo que dijo Jesús en Mateo 11:28: "Vengan a mí". ¿Qué tan a menudo, por falta de consuelo, por nerviosismo, a causa de una incapacidad entumecida de realmente enfrentar su dolor emocional o por un sentido vacío de abandono, ha abierto la nevera y llenado el lugar vacío en su corazón con una rebanada de tarta o una magdalena?

Como ve, al igual que con una droga, los alimentos pueden anestesiar el dolor causado por la soledad, el abandono, el temor, el estrés y el dolor emocional. No es maravilla que la población estadounidense esté engordando. Somos una nación que está doliéndose emocionalmente por una falta de amor. Pero los alimentos no pueden llenar ese vacío verdaderamente; aun y cuando no lo hayamos enfrentado por tanto tiempo que apenas y lo sigamos notando.

> Estando persuadido de esto, que el que comenzó en vosotros la buena obra, la perfeccionará hasta el día de Jesucristo.
> —FILIPENSES 1:6

Pero le tengo noticias realmente buenas. Jesucristo puede llenarlo, y Él puede consolar su corazón con un sentir de paz que lo abrume con verdadero gozo.

Como puede ver, Jesucristo murió en su lugar con el fin de saciar su necesidad y consolar su dolor. Y Él está tan vivo y real hoy como cuando caminó por las costas de Galilea. Tome la decisión de dejar que lo ame tiernamente. Todo lo que necesita hacer es pedírselo. Su amor esta solamente a la distancia del susurro de una oración.

¿SE SIENTE CULPABLE POR LOS ANTOJOS?

¿Alguna vez ha sentido que sus antojos por ciertos alimentos eran de algún modo un reflejo culpable sobre usted mismo? Los antojos por comida poco saludable son solamente una manera en que su cuerpo le está dando la señal de que algo está fuera de equilibrio. A partir de hoy, entréguele sus antojos a Dios en el momento en que sucedan. Él le dará la fuerza para pasar por en medio de ellos sin comer de más, así como la gracia y la sabiduría para comprender lo que su cuerpo o su corazón está tratando de decirle. Permita que sus antojos den inicio a un proceso de traer a su cuerpo de vuelta al equilibrio físico y espiritual, y con ese equilibrio, mejor salud. Uno de los motivadores emocionales principales que pueden echarlo a correr hacia el refrigerador por consuelo es el estrés. El estrés también trabaja en su contra de otras maneras.

El estrés lo puede hacer engordar

El estrés excesivo bajo el que se encuentra a diario puede contribuir con la obesidad. Cuando está bajo estrés, su cuerpo produce una hormona llamada cortisol, que es sumamente parecida a la cortisona. Si alguna vez ha tomado cortisona, está muy consciente de sus efectos secundarios. La cortisona lo hace engordar.

El cortisol puede tener el mismo efecto. Cuando sus glándulas suprarrenales producen cortisol durante periodos de alta ansiedad y estrés de hecho pueden hacer que su cuerpo engorde. Por lo tanto, reducir su nivel de estrés puede ayudarlo a bajar de peso y mantenerse delgado.

Una mirada más de cerca

El estrés afecta el corazón, los vasos sanguíneos y el sistema inmune, pero también afecta directamente sus glándulas suprarrenales. La glándulas suprarrenales, junto con la glándula tiroides, ayudan a mantener los niveles de energía del cuerpo. El plan de Dios para su vida lo ayudará a reducir el estrés. Su plan para usted es bueno y no malo. "Porque yo sé los pensamientos que tengo acerca de vosotros, dice Jehová, pensamientos de paz, y no de mal, para daros el fin que esperáis. Entonces me invocaréis, y vendréis y oraréis a mí, y yo os oiré; y me buscaréis y me hallaréis, porque me buscaréis de todo vuestro corazón" (Jeremías 29:11-13).

El poder de la Escritura

Dios quiere que usted le rinda sus preocupaciones y permita que su paz gobierne en su corazón. Memorice y a medite en estas dos promesas para su vida:

> Por nada estéis afanosos, sino sean conocidas vuestras peticiones delante de Dios en toda oración y ruego, con

acción de gracias. Y la paz de Dios, que sobrepasa todo entendimiento, guardará vuestros corazones y vuestros pensamientos en Cristo Jesús.

—Filipenses 4:6-7

Echando toda vuestra ansiedad sobre él, porque él tiene cuidado de vosotros.

—1 Pedro 5:7

Cuando se aferra a sus preocupaciones y ansiedades, usted se encuentra bajo estrés y comiendo de más, o sin vigilar lo que come. Cuando está deprimido y creyendo que lo peor está por venir, quizá se trate de usar los alimentos como consuelo. Confíe en la Palabra de Dios y planee para su vida, y entréguele a Él todas sus preocupaciones y ansiedades.

El Consolador ha llegado

Dios sabe lo difíciles que nuestras vidas pueden ser y con cuánta frecuencia debemos enfrentar las dificultades de la vida solos. Por eso es que se nos dio a sí mismo como nuestro Consolador. Cuando la luz se enciende en su corazón, cuando usted realmente entiende que Dios es real, que está vivo, que usted no está solo y que Él es capaz de proveerle el consuelo que necesita, jamás buscará el consuelo vacío de los alimentos nuevamente. Lo aliento a estudiar las Escrituras a lo largo de esta cura bíblica; léalas una y otra vez. En el momento en que se sienta tentado a buscar consuelo en los alimentos, lea un versículo y ore. Dios es capaz de darle la fuerza y ayudarlo en caso de que necesite vencer cualquiera y todos los aspectos emocionales de la obesidad. Él lo liberará completamente.

El pan de vida

Jesús dice que Él es el pan de vida. Cuando sienta antojos emocionales por dulces, carbohidratos y otros alimentos que no necesita, vuélvase al pan que necesita: Jesucristo. Que sus antojos de comida rica en carbohidratos se transformen en señales para volverse a las verdaderas riquezas en Cristo. Recuerde sus palabras:

> Yo soy el pan de vida; el que a mí viene, nunca tendrá hambre; y el que en mí cree, no tendrá sed jamás.
> —Juan 6:35

Como ha leído a lo largo de este libro, espero que haya descubierto que aunque Dios es sumamente poderoso, Él vino a compartir su poder con usted. Usted no se encuentra impotente frente a la tentación, el temor, la soledad o la confusión. Una de las cosas más maravillosas acerca de Jesucristo es que Él siempre está muy cerca. Acuda a Él para todas sus necesidades. No será decepcionado.

Una oración de **LA CURA BÍBLICA** *para usted*

Señor Dios, solamente tú eres mi fuerza y mi fuente. Mi capacidad para mantenerme comprometido con adelgazar y comer saludablemente proviene de ti. Ayúdame a mantener la fuerza de voluntad que necesito. Dame el enfoque que necesito para implementar todo lo que estoy aprendiendo. Dios todopoderoso, reemplaza cualquier desaliento con esperanza y cualquier duda con fe. Sé que tú estás conmigo y que no me dejarás. Te agradezco, Señor, por ayudarme a abrirme paso en esta batalla y darme la victoria sobre la obesidad. Amén.

El poder para cambiar a través de la fe en Dios 107

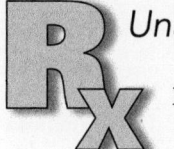

Una receta de LA CURA BÍBLICA

Esta es una lista de control para copiarla y mantenerla en su refrigerador, en su bolso o en su maletín. Haga cada una diariamente para mejores resultados.

❑ Desperté y confesé que este cuerpo le pertenece a Jesús y que le daré a mi cuerpo lo que necesita no lo que se le antoja.

❑ Todo lo puedo en Cristo que me fortalece, y eso incluye adelgazar.

❑ Le agradecí a Dios a lo largo del día que soy esbelto y lleno de energía, que mi salud ha sido restaurada y que mi fuerza ha sido renovada (quizá en este momento no sea esbelto, pero empiece a confesarlo por fe).

❑ Comí un desayuno, una comida, una cena y refrigerios balanceados según el plan de la cura bíblica.

❑ Me determiné a caminar en fe hoy con la ayuda de Dios.

❑ Tomé vitaminas y suplementos según el plan de la cura bíblica.

❑ Me ejercité según el plan de la cura bíblica.

❑ Me siento fuerte y disciplinado con la ayuda de Dios.

❑ Le agradecí a Dios a lo largo del día porque ahora adelgazar es fácil para mí.

UNA NOTA PERSONAL
de Don Colbert

Dios desea sanarlo de su enfermedad. Su Palabra está llena de promesas que confirman su amor por usted y su deseo de darle vida abundante. Su deseo para usted incluye más que salud física; Él quiere restaurarlo en su mente y espíritu así como a través de una relación personal con su Hijo, Jesucristo.

Si usted no ha conocido a mi mejor amigo, Jesús, me gustaría que tomara esta oportunidad para que se lo presente. Es sumamente sencillo. Si usted se encuentra listo para permitirle entrar en su vida y volverse su mejor amigo, todo lo que necesita hacer es esta oración con sinceridad:

> *Señor Jesús, quiero conocerte como mi Salvador y Señor. Creo que eres el Hijo de Dios y que moriste por mis pecados. También creo que fuiste resucitado de los muertos y que ahora estás sentado a la diestra del Padre orando por mí. Te pido que me perdones por mis pecados y que cambies mi corazón de manera que pueda ser tu hijo y vivir contigo eternamente. Gracias por tu paz. Ayúdame a caminar contigo para que pueda empezar a conocerte como mi mejor amigo y mi Señor. Amén.*

Si usted hizo esta oración, acaba de tomar la decisión más importante de su vida. Me regocijo con usted en su decisión y en su nueva relación con Jesús. Por favor comuníquese con la editorial de este libro a pray4me@charismamedia.com para que podamos enviarle algunos materiales que lo ayudarán a establecerse en su relación con el Señor. Esperamos escuchar noticias suyas.

Apéndice A

LAS REGLAS SENCILLAS DE LA CURA BÍBLICA PARA ADELGAZAR

Las siguientes son reglas sencillas para hacer dieta que siempre les recomiendo a mis pacientes que necesitan adelgazar:

1. Coma a menudo a lo largo del día. (Coma ensaladas y vegetales a menudo durante el día, así como habas, guisantes o lentejas una o dos veces al día, hasta cuatro tazas todos los días).

2. Coma un desayuno abundante. Desayune como un rey, coma como un príncipe y cene como un mendigo. Tome refrigerios más pequeños a media mañana y a media tarde.

3. Evite todos los alimentos con azúcares simples, p. ej.: dulces, galletas, pasteles, tartas y rosquillas. Si tiene que tomar edulcorantes, utilice stevia, xilitol, Sweet & Balance, Just Like Sugar (los puede encontrar en las tiendas de alimentos saludables) o pequeñas cantidades de azúcar de coco o tagatosa.

4. Beba dos cuartos de galón (1,89 l) de agua filtrada o embotellada al día. Eso incluye 16 onzas (473,2 ml) treinta minutos antes de cada comida, o uno a dos vasos de 8 onzas (236,6 ml) dos y media horas después de

cada comida. También, beba entre 8 y 16 onzas (236,6 y 473,2 ml) de agua al despertar.

5. Evite el alcohol y todos los alimentos fritos.

6. Para las comidas, escoja una proteína magra, un carbohidrato de bajo índice glucémico y grasa saludable (pero haga su mayor esfuerzo por permanecer "libre de carbohidratos" y bajo en grasas después de las 3:00 p. m.). Los tamaños de las porciones de proteína suelen ser de 3 onzas (85,05 g) para las mujeres y de 3 a 6 onzas (85,05 a 170,1 g) para los hombres. Limite la ingesta de carne roja a un máximo de 12 onzas (340,2 g) a la semana.

7. Las sopas deberán ser bajas en sodio y a base de caldo, no de crema. Las sopas de verduras, judías (frijoles o porotos), guisantes y lentejas son buenas opciones. Utilice sal himalaya o de mar celta en lugar de sal de mesa común (menos de 1 cucharadita al día).

8. Si los alimentos orgánicos son demasiado caros, elija que los alimentos que consuma con mayor frecuencia sean orgánicos. Si no puede comprar alimentos orgánicos, entonces elija cortes de carne bastante magros, quítele la piel a las aves, lave bien las frutas y las verduras que no se pueden pelar y escoja leche descremada o productos lácteos de 1% de grasa y queso de leche descremada.

9. Evite los almidones con alto índice glucémico, incluyendo productos de trigo y maíz, o por lo menos redúzcalos dramáticamente. Esto incluye todos los panes, galletas, bagels, papas, pasta, arroz blanco y maíz. Evite los plátanos y las frutas secas.

10. Coma frutas frescas de bajo índice glucémico para desayunar o comer y ocasionalmente con los refrigerios

de media mañana o de media tarde; coma verduras al vapor, salteadas al estilo chino (stir-fry) o crudas, carnes magras, ensaladas con verduras coloridas (preferiblemente con un rociador de aderezo para ensaladas), nueces crudas y semillas.

11. Tome suplementos de fibra como dos a cuatro cápsulas de fibra PGX con 16 onzas (473,2 ml) de agua antes de cada comida y dos a tres cápsulas de fibra PGX con cada refrigerio.

12. No coma más tarde de las 7:00 p. m.

Apéndice B

RECURSOS PARA ADELGAZAR

La mayoría de los productos mencionados a lo largo de este libro se ofrecen a través del Centro de Bienestar "Divine Health" del Dr. Colbert [Dr. Colbert's Divine Health Wellness Center] o se encuentran disponibles en su tienda local de alimentos saludables.

Productos Nutricionales "Divine Health"
1908 Boothe Circle
Longwood, FL 32750
Teléfono: (407) 331-7007
Sitio web: www.drcolbert.com
Correo electrónico: info@drcolbert.com

Suplementos de mantenimiento nutricional
- Divine Health Active Multivitamin [multivitamínico activo "Divine Health"]
- Divine Health Living Multivitamin [multivitamínico "Divine Health Living"]
- Divine Health Green Supreme Food

Aceites omega
- Divine Health Living Omega [aceites omega "Divine Health Living"]

Proteína en polvo
- Divine Health Plant Protein [proteína vegetal "Divine Health"]

Recursos para adelgazar 113

- Divine Health Living Protein [proteína "Divine Health Living"]

Suplementos para adelgazar
- Gotas de pérdida de grasa
- Fibra PGX
- Living Green Tea [té verde "Living"] con galato de epigalocatequina (EGCG)
- Living Green Coffee Bean [grano de café verde "Living"]
- Meratrim™ (Metabolic Lean)
- MBS 360: contiene grano de café verde, té verde con EGCG e Irvingia (disponible en www.mbs360.tv). Este contiene tres quemadores de grasa en una píldora.
- 7-keto-DHEA

Suplementos de apoyo tiroideo
- Metabolic Advantage [complejo de vitaminas, minerales y aminoácidos para la tiroides]
- Iodine Synergy [yodo y selenio]

Para refrenar antojos
- Serotonin Max
- N-acetyl L-tyrosine [N-acetil L-tirosina]
- 5-HTP [5-Hidroxitriptofano]

Suplementos para estimular la energía
- Divine Health Adrenal Support [Apoyo suprarrenal "Divine Health"]
- Divine Health PQQ [Pirroloquinolina quinona "Divine Health"]
- Cellgevity (suplemento para aliviar la inflamación)

NOTAS

Introducción
¡Usted es la obra maestra de Dios!

1. Centers for Disease Control and Prevention (CDC) [Centros de Control y Prevención de Enfermedades], "Overweight and Obesity: Defining Overweight and Obesity" [Sobrepeso y obesidad: Definición de sobrepeso y de obesidad], http://www.cdc.gov/obesity/adult/defining.html (consultado el 19 de marzo de 2013).
2. Centers for Disease Control and Prevention (CDC) [Centros de Control y Prevención de Enfermedades], "Fast Stats: Obesity and Overweight" [Estadísticas rápidas: Sobrepeso y obesidad], http://www.cdc.gov/nchs/fastats/overwt.htm (consultado el 19 de marzo de 2013).
3. Department of Health and Human Services [Departamento de Salud y Servicios Humanos], "Overweight and Obesity: Health Consequences" [Sobrepeso y obesidad: Consecuencias de salud], http://www.surgeongeneral.gov/library/calls/obesity/fact_consequences.html (consultado el 7 de marzo de 2013).
4. Eric A. Finkelstein, Justin G. Trogdon, Joel W. Cohen and William Dietz, "Annual Medical Spending Attributable to Obesity: Payer- and Service-Specific Estimates" [Gasto médico anual atribuible a la obesidad: Cálculos específicos para servicio y cliente] *Health Affairs* [Asuntos de Salud] 28, no.5 (27 de julio de 2009): w822-w831; http://content.healthaffairs.org/content/28/5/w822.full.pdf+html (consultado el 7 de marzo de 2013).

Capítulo 1
¿Sabía que? Comprenda la obesidad

1. Alicia G. Walton, "How Much Sugar Are Americans Eating [Infographic]" [Cuánta azúcar están consumiendo los estadounidenses [Infografía]], Forbes.com, 30 de agosto de 2012, http://www.forbes.com/sites/alicegwalton/2012/08/30/how-much-sugar-are-americans-eating-infographic/ (consultado el 7 de marzo de 2013).
2. William Davis, *Wheat Belly* [Abdomen de trigo] (Nueva York: Rodale, 2011), 14
3. H. C. Broeck, H. C. de Jong, E. M. Salentijn, et al., "Presence of Celiac Disease Epitopes in Modern and Old Hexaploid Wheat Varieties: Wheat Breeding May Have Contributed to Increased Prevalence of Celiac Disease" [Presencia de determinantes antigénicos de la enfermedad celíaca en variedades de trigo hexaploides modernas y antiguas: La mejora genética del trigo probablemente ha contribuido con una mayor prevalencia de la enfermedad celíaca], *Theoretical and Applied Genetics* [Genética teórica y aplicada] 121, no.8 (noviembre 2010): 1527–1539, según referencia en Davis, *Wheat Belly* [Abdomen de trigo], 26.
4. Davis, *Wheat Belly* [Abdomen de trigo], 35.

5. Ibíd., 36, 53 y 54.
6. Ibíd., 45.
7. Basado en el diagrama de BestDietTips.com: "Glycemic Index Food List (GI)" [Lista de índice glucémico de los alimentos (GI)], http://www.bestdiettips.com/glycemic-index-food-list-high-and-low-gi-index-foods-chart (consultado el 19 de marzo de 2013).
8. Natalie Digate Muth, "Ask an Expert: What Are the Guidelines for Percentage of Body Fat Loss?" [Pregúntele a un experto: ¿Cuáles son los lineamientos para el porcentaje de pérdida de grasa corporal?] The American Council on Exercise [Consejo Estadounidense sobre el Ejercicio], 2 de diciembre de 2009, http://www.acefitness.org/acefit/expert-insight-article/3/112/what-are-the-guidelines-for-percentage-of/ (consultado el 2 de mayo de 2013).

Capítulo 2
El Fundamento de comer sanamente

1. US Department of Health and Human Services [Departamento de Salud y Servicios Humanos de los Estados Unidos], *Dietary Guidelines for Americans, 2010* [Lineamientos dietéticos para los estadounidenses, 2010], 7ª ed. (Washington, DC: US Government Printing Office, 2010), 15; consultado en: http://health.gov/dietaryguidelines/dga2010/DietaryGuidelines2010.pdf (consultado el 20 de marzo de 2013).
2. Kate Murphy, "The Dark Side of Soy" [El lado oscuro de la soya], BusinessWeek.com, 18 de diciembre de 2000, http://www.businessweek.com/2000/00_51/b3712218.htm (consultado el 17 de septiembre de 2009).

Capítulo 3
El poder de cambiar a través de la dieta y la nutrición

1. MedicalNewsToday.com, "Mediterranean-Style Diet Reduces Cancer and Heart Disease Risk" [La dieta mediterránea reduce el riesgo de cáncer y enfermedades cardiacas] 26 de junio de 2003, http://www.medicalnewstoday.com/articles/3835.php (consultado el 20 de marzo de 2013).
2. Antonia Trichopoulou, Pagona Lagiou, Hannah Kupeer y Dimitrios Trichopoulos, "Cancer and the Mediterranean Dietary Traditions" [El cáncer y las tradiciones dietéticas mediterráneas], *Cancer Epidemiology, Biomarkers and Prevention* [Epidemiología del cáncer, biomarcadores y prevención] 9 (septiembre 2009): 869–873.
3. Gina Kolata, "Mediterranean Diet Shown to Ward Off Heart Attack and Stroke" [Se demuestra que la dieta mediterránea previene contra el ataque cardiaco y el derrame cerebral], *The New York Times*, 25 de febrero de 2013, http://www.nytimes.com/2013/02/26/health/mediterranean-diet-can-cut-heart-disease-study-finds.html?pagewanted=all&_r=0 (consultado el 1 de mayo de 2013).

4. Clara Felix, *All About Omega-3 Oils* [Todo sobre los aceites omega-3] (Garden City, NY: Avery Publishing, 1998), 32.
5. "Mercury Contamination in Fish: A Guide to Staying Healthy and Fighting Back" [Contaminación por mercurio de los peces: Una guía para mantenerse saludable y contraatacar], Natural Resources Defense Council [Consejo de Defensa de los Recursos Naturales], http://www.nrdc.org/health/effects/mercury/guide.asp (consultado el 1 de mayo de 2013).
6. Robert Preidt, "Mom Was Right: Eating Soup Cuts Calorie Intake" [Mi madre tenía razón: Tomar sopa reduce la ingesta de calorías], 1 de mayo de 2007, ABCNews.com, http://abcnews.go.com/Health/Healthday/story?id=4506787&page=1 (consultado el 21 de marzo de 2013).
7. Jennie Brand-Miller, Thomas M. S. Wolever, Kaye Foster-Powell y Stephen Colagiuri, *The New Glucose Revolution* [La nueva revolución de la glucosa], 3ª ed., (Nueva York: Marlow & Co., 2007), 86.
8. ScienceDaily.com, "Teens Who Eat Breakfast Daily Eat Healthier Diets Than Those Who Skip Breakfast" [Los adolescentes que desayunan diariamente tienen dietas más saludables que los que se saltan el desayuno], 3 de marzo de 2008, http://www.sciencedaily.com/releases/2008/03/080303072640.htm (consultado el 21 de marzo de 2013).
9. K. N. Boutelle y D. S. Kirschenbaum, "Further Support for Consistent Self-Monitoring as a Vital Component of Successful Weight Control" [Mayor respaldo a la constante autosupervisión como componente vital del control de peso exitoso], *Obesity Research* [Investigación sobre la obesidad] 6, no.3 (mayo 1998): 219-224, http://www.ncbi.nlm.nih.gov/pubmed/9618126 (consultado el 21 de marzo de 2013).

Capítulo 4
Consejos para salir a comer

1. National Restaurant Association [Asociación Nacional de Restaurantes], "Restaurant Industry Sales Turn Positive in 2011 After Three Tough Years" [Las ventas de la industria nacional de restaurantes se vuelven positivas en 2011 después de tres años difíciles], RestaurantNews.com, 1 de febrero de 2011, http://www.restaurantnews.com/restaurant-industry-sales-turn-positive-in-2011-after-three-tough-years/ (consultado el 26 de marzo de 2013).

Capítulo 5
El poder para cambiar a través de la actividad

1. Peter Jaret, "A Healthy Mix of Rest and Motion" [Una mezcla saludable de descanso y movimiento] *The New York Times*, 3 de mayo de 2007, http://tinyurl.com/c7zxot3 (consultado el 26 de marzo de 2013).

2. Centers for Disease Control and Prevention [Centros de Control y Prevención de Enfermedades], "How Much Physical Activity Do Adults Need?" [¿Qué tanta actividad física necesitan los adultos?], 1 de diciembre de 2011, http://www.cdc.gov/physicalactivity/everyone/guidelines/adults.html (consultado el 26 de marzo de 2013).

CAPÍTULO 6
LOS SUPLEMENTOS QUE APOYAN LA PÉRDIDA DE PESO

1. LifeExtension.org, "Journal Abstracts: Green Coffee Bean Extract" [Resúmenes de revistas científicas: El extracto de grano de café verde], *Life Extension Magazine* [Revista "Extensión de Vida"], febrero 2012, http://www.lef.org/magazine/mag2012/abstracts/feb2012_Green-Coffee-Bean-Extract_04.htm (consultado el 26 de marzo de 2013).
2. Douglas Laboratories, "Metabolic Lean: Weight Management Formula" [Metabolic Lean: Fórmula para el manejo del peso] hoja de información del producto, junio 2012, http://www.douglaslabs.com/pdf/pds/201350.pdf (consultado el 26 de marzo de 2013).
3. American Thyroid Association [Asociación Estadounidense de la Tiroides], "Iodine Deficiency" [Deficiencia de yodo], 4 de junio de 2012, http://www.thyroid.org/iodine-deficiency/ (consultado el 26 de marzo de 2013).
4. J. A. Marlett, M. I. McBurney, J. L. Slavin y American Dietetic Association [Asociación Dietética Estadounidense], "Position of the American Dietetic Association: Health Implications of Dietary Fiber" [Posición de la Asociación Dietética Estadounidense: Implicaciones de salud de la fibra dietética] *Journal of the American Dietetic Association* [Revista científica de la Asociación Dietética Estadounidense] 102, no.7 (2002): 993-1000.
5. N. C. Howarth, E. Saltzman y S. B. Roberts, "Dietary Fiber and Weight Regulation" [Regulación de fibra dietética y peso] *Nutrition Review* [Reseña de nutrición] 59, no.5 (2001): 129-138.
6. Andrew Weil, "7-Keto: Supplement to Speed Metabolism?" [7-keto: ¿Suplemento para acelerar el metabolismo?] DrWeil.com, http://www.drweil.com/drw/u/QAA401158/7Keto-Supplement-to-Speed-Metabolism.html (consultado el 2 de mayo de 2013).
7. "7-Keto-DHEA", WebMD.com, http://www.webmd.com/vitamins-supplements/ingredientmono-835-7-KETO-DHEA.aspx?activeIngredientId=835&activeIngredientName=7-KETO-DHEA (consultado el 2 de mayo de 2013).
8. Weil, "7-Keto: Supplement to Speed Metabolism?" [7-keto: ¿Suplemento para acelerar el metabolismo?]
9. J. L. Zenk, J. L. Frestedt, and M. A. Kuskowski, "HUM5007, a Novel Combination of Thermogenic Compounds, and 3-Acetyl-7-Oxo-Dehydroepiandrosterone: Each Increases the Resting Metabolic Rate of Overweight Adults"

[HUM5007, una combinación novedosa de compuestos termogénicos con 3-aceti-7-oxo-dehidroepiandrosterona: Cada uno incrementa el ritmo metabólico basal de adultos con sobrepeso] *Journal of Nutricional Biochemistry* [Revista científica de bioquímica nutricional] 18, no. 9 (septiembre 2007): 629–634; y Michael Davidson, Ashok Marwah, Ronald J. Sawchuk, et. al., "Safety and Pharmacokinetic Study With Escalating Doses of 3-Acetyl-7-Oxo-Dehydroepiandrosterone in Healthy Male volunteers" [Estudio de seguridad y farmacocinético con dosis en aumento de 3-acetil-7-oxo-dehidroepiandroesterona], Clinical Investigative Medicine [Medicina Clínica de Investigación] 23, no. 5 (octubre 2000): 300-310, sumario consultado en http://www.ncbi.nlm.nih.gov/pubmed/11055323 (consultado el 2 de mayo de 2013).

10. Hoodia Advice [Consejo sobre hoodia], "The Science of Hoodia" [La ciencia de la hoodia] http://www.hoodia-advice.org/hoodia-plant.html (consultado el 26 de marzo de 2013).

11. Tom Mangold, "Sampling the Kalahari Hoodia Diet" [Prueban la dieta de hoodia del kalahari] BBC News, 30 de mayo de 2003, http://news.bbc.co.uk/2/hi/programmes/correspondent/2947810.stm (consultado el 26 de marzo de 2013).

12. Ano Lobb, "Hepatoxicity Associated With Weight-Loss Supplements: A Case for Better Post-Marketing Surveillance [Hepatoxicidad asociada con los suplementos para adelgazar: Un caso para una mejor vigilancia posterior a la comercialización], *World Journal of Gastroenterology* [Revista científica mundial de gastroenterología] 15, no.14 (14 de abril de 2009): 1786-1787, http://www.ncbi.nlm.nih.gov/pmc/articles/PMC2668789/ (consultado el 26 de marzo de 2013).

13. Associated Press, "FDA Warns Consumers to Avoid Brazilian Diet Pills" [La FDA le advierte a los consumidores que eviten las píldoras brasileñas para adelgazar], USAToday.com, 13 de junio de 2006, http://usatoday30.usatoday.com/news/health/2006-01-13-brazilian-diet-pills_x.htm (consultado el 26 de marzo de 2013).

El Dr. Don Colbert nació en Tupelo, Misisipi. Asistió a la Escuela de Medicina Oral Roberts en Tulsa, Oklahoma, donde obtuvo una licenciatura de ciencias en biología además de su título en medicina. El Dr. Colbert terminó su internado y su residencia en el Florida Hospital en Orlando, Florida. Es un médico certificado en medicina de familia y medicina antienvejecimiento, y ha recibido amplia formación en medicina nutricional.

Si le gustaría tener más información acerca de la sanidad natural y divina, o información acerca de los ***productos nutricionales "Divine Health"***, puede comunicarse con el Dr. Colbert a:

Dr. Don Colbert
1908 Boothe Circle
Longwood, FL 32750
Teléfono: 407-331-7007 (en los EE. UU., solo para pedidos de productos)
Sitio web: www.drcolbert.com

Exención de responsabilidad: El Dr. Colbert y el personal del Divine Health Wellness Center [Centro de Bienestar "Divine Health"] tienen prohibido tratar la condición médica de un paciente por teléfono, fax o correo electrónico. Por favor, dirija las preguntas relacionadas con su condición médica a su propio médico de cabecera.

LIBROS EN ESPAÑOL DEL DR. DON COLBERT:

La cura bíblica para el cáncer	ISBN: 978-0-88419-804-8
La cura bíblica para el DDA y la hiperactividad	ISBN: 978-0-88419-900-7
La cura bíblica para el síndrome premenstrual	ISBN: 978-0-88419-820-8
La cura bíblica para la acidez y la indigestión	ISBN: 978-0-88419-802-4
La cura bíblica para la artritis	ISBN: 978-0-88419-803-1
La cura bíblica para la depresión y la ansiedad	ISBN: 978-0-88419-805-5
La cura bíblica para la diabetes	ISBN: 978-0-88419-800-0
La cura bíblica para la presión alta	ISBN: 978-0-88419-824-6
La cura bíblica para las alergias	ISBN: 978-0-88419-822-2
La cura bíblica para las enfermedades del corazón	ISBN: 978-0-88419-801-7
La cura bíblica para los dolores de cabeza	ISBN: 978-0-88419-821-5
La cura bíblica para perder peso y ganar músculo	ISBN: 978-0-88419-823-9
La cura bíblica para los problemas de la próstata	ISBN: 978-1-59979-409-9
La cura bíblica para el resfriado, la gripe y la sinusitis	ISBN: 978-1-59979-407-5
La cura bíblica para el estrés	ISBN: 978-1-59979-408-2
La cura bíblica para la menopausia	ISBN: 978-1-59979-410-5
La cura bíblica para la pérdida de la memoria	ISBN: 978-1-59979-406-8
La cura bíblica para el colesterol alto	ISBN: 978-1-59979-405-1
La nueva cura bíblica para el cáncer	ISBN: 978-1-61638-094-6
La nueva cura bíblica para la diabetes	ISBN: 978-1-61638-510-1
La nueva cura bíblica para el estrés	ISBN: 978-1-61638-310-7
La nueva cura bíblica para la depresión y la ansiedad	ISBN: 978-1-61638-813-3
La nueva cura bíblica para las enfermedades del corazón	ISBN: 978-1-61638-093-9
La nueva cura bíblica para la osteoporosis	ISBN: 978-1-62136-117-6
Buena salud a través de la desintoxicación y el ayuno	ISBN: 978-1-59185-978-9
Los siete pilares de la salud	ISBN: 978-1-59979-036-7
La dieta "Yo sí puedo" de Dr. Colbert	ISBN: 978-1-61638-038-0
Libérese de las toxinas	ISBN: 978-1-61638-556-9